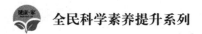

全民科学素养提升系列

U0290454

科学降压

高血压病健康管理

丛书总主编 翟　煦

本 册 主 编 陈　超

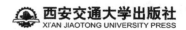

西安交通大学出版社

XI'AN JIAOTONG UNIVERSITY PRESS

图书在版编目（CIP）数据

科学降压：高血压病健康管理 / 陈超主编. — 西

安 : 西安交通大学出版社，2022.10

（全民科学素养提升系列）

ISBN 978-7-5693-2466-2

Ⅰ. ①科… Ⅱ. ①陈… Ⅲ. ①高血压—防治 Ⅳ.

①R544.1

中国版本图书馆 CIP 数据核字（2021）第 271828 号

书　　　　名	科学降压　高血压病健康管理	
丛书总主编	翟　煦	
本 册 主 编	陈　超	
责 任 编 辑	郭泉泉	
责 任 校 对	秦金霞	
装 帧 设 计	天之赋设计室	
出 版 发 行	西安交通大学出版社	
	（西安市兴庆南路 1 号　邮政编码 710048）	
网　　　　址	http://www.xjtupress.com	
电　　　　话	（029）82668357 82667874（市场营销中心）	
	（029）82668315（总编办）	
传　　　　真	（029）82668280	
印　　　　刷	西安五星印刷有限公司	
开　　　　本	720mm×1000mm　1/16　印张　9.25　字数　129 千字	
版 次 印 次	2022 年 10 月第 1 版　　2022 年 10 月第 1 次印刷	
书　　　　号	ISBN 978-7-5693-2466-2	
定　　　　价	49.00 元	

如发现印装质量问题，请与本社市场营销中心联系、调换。

订购热线：（029）82667874　（029）82665248

投稿热线：（029）82668803

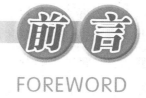

前言

FOREWORD

　　科学素质是国民素质的重要组成部分,是社会文明进步的基础。公民具备科学素质是指崇尚科学精神,树立科学思想,掌握基本科学方法,了解必要的科技知识,并具有应用其分析、判断事物和解决实际问题的能力。提升科学素质,对于公民树立科学的世界观和方法论,对于增强国家自主创新能力和文化软实力、建设社会主义现代化强国,具有十分重要的意义。

　　自《全民科学素质行动计划纲要(2006—2010—2020 年)》印发实施以来,我国公民科学素质建设取得了显著成绩,但也存在一些问题和不足,主要表现为公民科学素质总体水平偏低,城乡区域发展不平衡;科学精神弘扬不够,科学理性的社会氛围不够浓厚;科普有效供给不足、基层基础薄弱。为此,结合《全民科学素质行动规划纲要(2021—2035 年)》的目标,我们围绕疾病领域的一些常见病、多发病,按照普通老百姓的接受能力和阅读习惯编写了"全民科学素养提升系列"丛书。本套丛书包括《护胃行动　慢性胃病健康管理》《科学减糖　糖尿病健康管理》《科学降压　高血压病健康管理》《可防可控　科学养护颈椎病》《一片通途　脑血管病健康管理》。

　　高血压病是常见的慢性病之一,血压水平随着年龄的增长有升高的趋势,其中以收缩压更为明显,50 岁后舒张压呈下降趋势,脉压也随之增大。高血压病患者在早期可能无症状或症状不明显,一般会在劳累、精神紧张、情绪波动后血压升高，并于休息后恢复正常。但随着病程延长，高血压病患者的血压会出现明显升高，逐渐出现各种症状，如头痛、头晕、注意力不集中、记忆力减退、肢体麻木、夜尿增多、心悸、胸闷、乏力等。近年来，随着高血压对心脏、大脑、肾脏等多靶器官影响的研究的不断深入，高血压的防治已成为多个慢性病的基础措施。本书从对高血压病的认识谈起，主要介绍了高血压病患者的科学养生、饮食防治、合理运动、心理调适以及中西医防治等方面的内容。本书内容全面，语言通俗易懂，提倡未得高血压病者积极进行预防，已得高血压病者积极进行绿色治疗，是一本适合大众阅读的健康科普读物。

由于时间关系，本书难免有挂一漏万的可能，恳请广大读者批评指正。

陈　超

2022 年 1 月

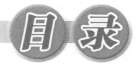

目 录

CONTENTS

第一章 认识高血压病

1 高血压的标准是什么

高血压病是一种全球性的常见疾病,在世界各国的患病率高达 10% ~ 20%,可导致脑血管、心脏、肾脏的病变,是危害人类健康的主要疾病。随着我国经济水平的发展及人民生活水平的提高,高血压病已日益成为一个重要的公共卫生问题。但是高血压病的发病原因迄今尚未阐明,目前普遍认为它是在一定的遗传背景下由多种环境因素参与,使正常的血压调节机制失代偿所致。

在 1978 年世界卫生组织(WHO)高血压专家委员会确定的标准中,正常血压为收缩压 < 140 mmHg,舒张压 < 90 mmHg。收缩压主要取决于心肌收缩力的大小、心搏出量的多少及大动脉弹力的大小;舒张压主要取决于外周血管阻力及动脉壁的弹性。因此,就血压增高来说,舒张压增高比收缩压增高意义大,舒张压只要超过 90 mmHg,即可视为血压增高。一般成年人收缩压/舒张压低于 80/60 mmHg 者为低血压,高于 140/90 mmHg 者为血压升高。收缩压升高在不同年龄组的规定如下:39 岁以下 > 140 mmHg;40 ~ 49 岁 > 150 mmHg;50 ~ 59 岁 > 160 mmHg;60 岁以上 > 170 mmHg。对于舒张压不超过 90 mmHg、按年龄组收缩压达到以上标准者,也应列为血压升高。

近 20 年来,WHO 已两次修订高血压的诊断标准。我国的高血压诊断标准自 1959 年确定至今,已修订过 4 次。现在,我国的高血压诊断标准与 WHO、国际高血压联盟(ISH) 1999 年制定的高血压诊断标准一致,即收缩压 ≥140 mmHg 和(或)舒张压≥90 mmHg。

高血压的确诊不能只靠 1 次血压高而确定,必须至少测量 2 次非同日血压(每次至少测 3 遍),所得数值均在高血压范围之内才能确诊。在未确诊之前不应开始降压治疗,除高血压急症外,对所有可疑为高血压的患者都必须进行全面分析和进一步检查,以确定是否需要治疗,切忌仓促做出长期用药的决定。

2 什么是临界性高血压

所谓临界性高血压,就是指刚刚进入高血压的范围,其标准是收缩期血压(高血压)为 140 ~ 149 mmHg、舒张期血压(低血压)为 90 ~ 94 mmHg。

临界性高血压的发生,为发展成为真正的高血压敲响了警钟。如果能在此阶段提高警惕,采取必要的措施,就可以阻止其进一步发展;相反,如果仍旧麻痹大意,不采取措施,任其发展,则势必加重高血压的发展。更重要的是,血压达到临界性高血压时,也会增加患心血管病的危险。美国医学家曾对 22071 人进行了调查,结果发现,即使血压有轻度升高,也会增加心脏病和中风发作的危险。研究者把临界性高血压者与血压低者相比,发现临界性高血压者心肌梗死的危险增加了 5%,中风的危险增加了 68%,死于心脏病的危险增加了 61%。因此,临界性高血压者也应与高血压病患者一样,不宜长时间从事紧张性高的工作,否则可发展成为高血压病。

③ 什么是原发性高血压

原发性高血压是一种独立性的疾病，以血压增高为主要表现。部分患者有遗传因素，没有明确的发病原因，是原发性高血压的特点。

原发性高血压患者在早期，察觉不到自己血压升高，因为没有明显的不适感，所以患者可以进行正常的工作和学习。即便有的患者知道自己患了高血压病，但由于没有症状，或是缺乏对高血压病危害的认识，便不重视防治，任其发展，以致造成严重后果，如并发脑中风、冠心病、心肌梗死和慢性肾功能衰竭等。原发性高血压的并发症一旦发生，即便采取积极治疗，也很难彻底康复。如果原发性高血压患者及早注意治疗，是可以防止并发症发生的，并且其预后和发展都比较好。

据统计，原发性高血压在全部高血压病患者中占95%以上。年过40者，每年至少要到医院检查1次，如果等到高血压症状明显出现后再去诊治，就为时已晚。

④ 什么是继发性高血压

可以找到明确病因的高血压，称为继发性高血压。这是继发性高血压与原发性高血压有明确区别的一点。

肾小球肾炎、肾动脉狭窄、肾上腺皮质功能亢进、嗜铬细胞瘤、原发性醛固酮增多症、多发性大动脉炎、妊娠中毒症、颅脑病变、多发性肾囊肿等疾病均可导致血压升高，因此，只要治好了上述原发疾病，高血压即可随之消失。

继发性高血压多发生于30岁以前。对服降压药而血压不降者，应考虑有继发性病因的可能。因为继发性高血压有病因可查，所以在治疗方法上与原发性高血压有所不同。怀疑为继发性高血压者，应根据所患疾病，找不同的专科医生进行诊治，以便及早康复。

⑤ 原发性高血压与继发性高血压有什么区别

继发性高血压与原发性高血压有许多不同的特点,掌握以下这些特点将有利于对两者的鉴别:①继发性高血压患者发病时年龄较轻,有些患者在儿童时期就发生血压增高;②继发性高血压病程进展较快,伴有原发病症状;③与正常值相比,舒张压相对较高;④应用通常的降压药物治疗,效果往往不显著,甚至无效。如果发现自己的血压增高具有以上特点,须及早到有条件的医院查明引起血压升高的原因,不能麻痹大意,以免贻误诊治时机。只有有效地去除原发病,升高的血压才能降下来。

⑥ 高血压是怎样分级的

2021 年修订的《中国高血压防治指南》中的高血压的分级标准具体如下。

（1）正常血压:收缩压 < 120 mmHg 和舒张压 < 80 mmHg。

（2）正常高值:收缩压为 120 ~ 139 mmHg 和(或)舒张压为 80 ~ 89 mmHg。

（3）高血压:收缩压 ≥140 mmHg 和(或)舒张压 ≥90 mmHg。

（4）1 级高血压(轻度):收缩压 140 ~ 159 mmHg 和(或)舒张压 90 ~ 99 mmHg。

（5）2 级高血压(中度):收缩压 160 ~ 179 mmHg 和(或)舒张压 100 ~ 109 mmHg。

（6）3 级高血压(重度):收缩压 ≥180 mmHg 和(或)舒张压 ≥110 mmHg。

（7）单纯收缩期高血压:收缩压 ≥140 mmHg 和舒张压 < 90 mmHg。

当患者的收缩压与舒张压属不同级别时,应按两者中较高的级别分类,患者既往有高血压史,目前正服降压药,血压虽然已低于 140/90 mmHg,亦应诊断为高血压。

7　如何对高血压病进行危险度分层

按危险因素、靶器官损伤及临床情况的合并作用的不同,将高血压病危险度量化为低危、中危、高危、极高危4个层次。

(1)低危组:男性年龄<55岁,女性年龄<65岁,1级高血压、无其他危险因素者。典型情况下,10年随访中患者发生主要心血管事件的危险<15%。临界性高血压患者的风险较低。防治原则:改善生活方式,监测血压危险因素6～12月后,若血压≥150/95 mmHg,则应进行药物治疗。

(2)中危组:2级高血压或1、2级高血压同时有1或2个危险因素。应否给予患者药物治疗? 开始药物治疗前应经多长时间的观察? 医生需对这两个问题进行十分缜密的判断。典型情况下,患者随后10年内发生主要心血管事件的概率为15%～20%,若患者属1级高血压,兼有一种危险因素,则10年内发生心血管事件的概率约为15%。防治原则:轻度血压升高者改善生活方式,监测3～6月后决定是否进行药物治疗。

(3)高危组:高血压水平属于1级或2级,有3种或更多的危险因素,兼患糖尿病或靶器官损伤患者或高血压水平属3级,无其他危险因素者。典型情况下,患者随后10年间发生主要心血管事件的概率为20%～30%。防治原则:改善生活方式,进行药物治疗。

(4)极高危组:3级高血压,同时有1种以上危险因素或靶器官损害,或1～3级高血压并有临床相关疾病。典型情况下,患者随后10年间发生主要心血管事件的概率高达30%。对此类患者应迅速开始最积极的治疗。防治原则:改善生活方式,进行药物治疗。

8　如何对高血压病进行分级、分组

高血压病确诊后,首先应确定其分级,其次应标明危险度分层属哪一组,并对其预后进行评估。例如,某患者入院诊断为 3 级高血压极高危组。医生可根据诊断,评估其预后是比较差的,应该在降压的同时积极控制危险因素或治疗相关的临床疾病。这对临床医生判断高血压病的病情及治疗是非常有用的。如果某位高血压病患者经过药物治疗后,血压由 180/110 mmHg 降至 160/100 mmHg 水平,而其危险因素(如高脂血症)得到纠正或有所减少,这时应修改对患者的诊断,即由原来的 3 级高血压降为 2 级高血压,由极高危组变成高危组。其表达方式由原来的"3 级高血压极高危组"改成"2 级高血压高危组"。如果患者用药后血压降至正常水平,医生往往因诊断问题而感到困惑,此时是否还应诊断为高血压病,医生常信心不足。从临床治疗学的角度来看,血压由较高水平降至正常水平,是药物治疗有效的反应,而不是将高血压病彻底治愈了,在这种情况下,书写成"高血压病正常血压高危组"可能比较合适。当然如果血压降至 120/80 mmHg 以下,则应写成"高血压病理想血压高危组"。

根据 WHO/ISH 的血压分类,如果患者在未用降压药前,血压为 150/80 mmHg,无任何危险因素存在,属单纯收缩期高血压,则应写成"单纯收缩期高血压低危组"。

对高血压病患者做出合适的诊断,反映出高血压病水平以及其危险因素分层状况,这对高血压病患者诊断、治疗、预后的判断是非常有益的,特别是对判断临床治疗效果,非常清楚方便。

9 影响高血压病的预后因素有哪些

影响高血压病的预后因素主要由 3 个部分组成。

(1)第一部分:心血管疾病的危险因素。

用于危险分层的危险因素包括:①收缩压和舒张压水平(1~3 级);②男性 >55 岁,女性 >65 岁;③吸烟;④总胆固醇 >6.1 mmol/L;⑤糖尿病;⑥早发心血管病家族史。

影响预后的其他危险因素包括肥胖、不良的生活方式、纤维蛋白原浓度升高、高密度脂蛋白胆固醇浓度降低、低密度脂蛋白胆固醇浓度升高、糖尿病伴微蛋白尿、高危社会经济状况、高危种族、高危地区等。

（2）第二部分：靶器官损害。

靶器官损害包括左心室肥厚、血浆肌酐浓度轻度升高、蛋白尿、动脉粥样硬化及普遍性或局限性视网膜动脉狭窄。

（3）第三部分：与高血压病有关的临床疾病。

与高血压病有关的临床疾病包括以下几类。①脑血管病：脑出血、缺血性脑卒中、短暂性脑缺血。②心脏疾病：充血性心力衰竭、心绞痛、心肌梗死。③肾脏疾病：肾功能衰竭、糖尿病肾病、肾小动脉硬化症。④血管疾病：动脉疾病、夹层动脉瘤。⑤严重高血压性视网膜病：视乳头水肿、出血（或渗出）。

10　什么是高血压危象

高血压危象是由血压突然大幅度升高而引起的一系列身体不适表现，它常常由情绪变化、气候变化或绝经期内分泌功能失调所诱发。高血压危象发作时收缩压可高达 200 mmHg，同时心、肾、脑等因供血不足而处于缺血状态。当供给心脏营养和氧气的冠状动脉缺血时，可发生严重的心绞痛；当脑血管痉挛时，可有一过性脑缺血，出现半身感觉障碍，一侧肢体活动失灵，一侧面部、唇、舌麻木，失语，流口水，说话困难，视物不清，喝水易呛等。当发生高血压危象时，患者还会出现交感神经兴奋的症状，如剧烈头痛、头晕、恶心、心慌、面色苍白、大量出汗等，同时伴有血压继续升高。

高血压危象的症状一般会持续几分钟到几小时，最长可达几天，症状缓解后不会留下永久性的身体损伤，肢体活动不便、失语等症状可以消失。

当高血压危象发作时，必须迅速到医院进行急诊治疗。因为高血压危象往往是"中风"的先兆，所以患高血压病的人，应避免精神高度紧张、情绪激动，注意劳逸结合，时时警惕，避免出现高血压危象。出现过高血压危象的人,应注意坚持用药,遵从医生指导,警惕"中风"的早期信号。

⟨11⟩ 什么是医源性高血压

由医疗手段引起的高血压称为医源性高血压,也称为药源性高血压。其中由手术引起的高血压,称为手术应激高血压。药源性高血压常被医生和患者忽视。可以引起药源性高血压的药物有以下几类。

(1)口服避孕药及雌激素类药物:部分妇女服用数月或数年,可引起血压升高,发生率约为18%,多数人在停药后,血压可恢复正常。

(2)抗精神失常类药物:如氯丙咪嗪、阿米替林、多虑平等,这类药物可很快引起血压升高。

(3)单胺氧化酶制剂:如苯丙胺、麻黄素等,可使血压升高。

(4)肾毒性抗生素类:如卡那霉素、庆大霉素等,可使血压升高。

(5)生物制品:如干扰素、促红细胞生成素等,可使血压升高。

(6)血管收缩药物:如麦角胺、毒扁豆碱等,可促进血压升高。

(7)其他:如吲哚美辛、非那西丁等,可使血压上升。

在服用上述药物期间,应常测血压,一旦发现血压升高,应立即停药。高血压病患者更应慎用上述药物。

由手术引起的应激性高血压,多发生在大手术前后,是由患者对手术产生恐惧、精神紧张所致。因此,术前、术后都应对患者进行心理治疗,使其放松,去掉精神压力。

⟨12⟩ 什么是体位性高血压

体位性高血压指患者在站立或坐下时血压升高,而在平卧时血压正常的情况。这种高血压在国内高血压病患者中占4%左右,在国外高血压病患者中占10%左右。

体位性高血压的发病机理与一般高血压不同。当人体心脏水平面以下部位的静脉、静脉窦受血液重力影响时，会胀大起来。医学上将这些静脉或静脉窦称为"重力血管池"。人在平卧时，这些血管池不受什么影响，但在站立、坐下时，由于淤滞在下垂部位重力血管池内的血液过多，使回流心脏的血流量减少，心排血量降低，从而导致交感神经过度兴奋，使全身小血管（尤其是小动脉）长期处于收缩或痉挛状态，造成血压升高。有些人对这种反应特别明显，因此可产生体位性高血压。体位性高血压患者，一般不需要服用降压药物，但若有心慌、易累等症状时，可服些安定片、谷维素片等，对神经加以调节即可。

体位性高血压的主要表现是舒张压（低压）升高，波动幅度也较大，轻者一般无症状，严重者可有心慌、易疲倦、入睡快等症状。因为此型患者多数没有高血压的特征，所以多是在健康体检或无意中发现的。

⬡13 什么是心理性高血压

心理性高血压指平时血压正常，但如遇到精神紧张、心慌害怕、情绪激动、生气发怒、悲愤痛苦时，血压突然升高的情况。一般随着上述情绪的消除，心理性高血压即可恢复正常。其原因主要在于人体交感神经处于兴奋状态，造成心血管功能紊乱，而使血压升高。

易患心理性高血压的人，多是那些性子急、爱激动、争强好胜或性格内向、固执保守、认死理、多愁善感的人。这类人，如果经常处于心理不平衡、情绪不稳定的状态，反复引起血压升高，长期下去，有可能发展为原发性高血压。相关研究发现，愤怒或压抑愤怒均有诱发高血压的可能，特别是忧虑可增加男性罹患高血压的危险性。患者应经常进行自我心理调适，保持心情愉快，进行适当的体育锻炼，保证充足的睡眠，以避免血压升高。

14 什么是白大衣性高血压

白大衣性高血压又称门诊高血压,指患者平时并无高血压,或者是在家自测血压不高,但到医院由穿白大衣的医生给量血压时,血压就陡然升高的情况。对这种情况,国内外均称为"白大衣性高血压"。

医学专家认为,这是一种反应性暂时性血压升高。因为在家自测,避免了紧张、劳累、走路、不合适的体位等因素,所以血压较为正常,而到医院测血压时,面对陌生的医生就会导致血压反应性升高。如果是熟悉的医生,说话随意自在,血压反应性升高的现象就会减弱或消失。白大衣性高血压的存在,说明神经系统在高血压发病中起着重要作用。白大衣性高血压患者,在其他场合下,往往会因情绪激动,出现血压升高。

要确定是否属于白大衣性高血压,需要做 24 小时动态血压监测。通过监测,可以确定或排除白大衣性高血压。白大衣性高血压患者,服用普萘洛尔、美托洛尔、阿替洛尔等,均可减轻或消除反应性血压升高。临床医生认为,仅在门诊时血压升高,不能诊断为高血压,更不可轻易让患者服用降压药物,因为反应性血压升高,大多在十几分钟后可恢复正常。

近年来的国内外研究发现,某些白大衣性高血压患者,可能是处于高血压前期状态,预示着可以发展为真正的高血压病。据报道,意大利一家医院的研究组,以 250 位曾有白大衣性高血压现象的患者为对象进行了研究,结果显示,在其中以 83 人为一组的患者中,有 63% 的人为持续性白大衣性高血压,37% 的人由白大衣性高血压发展为真正的高血压。因此,经常发生白大衣性高血压的人,也应注意预防高血压。

15 无症状性高血压病是怎么回事

高血压病是中老年人的常见病和多发病,有急进型和缓进型之分。临床上所见的高血压病绝大多数为缓进型高血压病。缓进型高血压病的病程进展非常缓慢，一般可长达 10～20 年，且相当一部分患者多年可无高血压症状，患者仅在早期精神紧张、情绪波动时，出现轻度而暂时的血压升高，去除病因或休息后则血压逐渐降低。在临床中，医生常发现一些患者因其他疾病就诊时、顺便测量血压或体检时，测出血压较高，医学上将此种高血压称为无症状性高血压病。

无症状性高血压病的危害，常常被患者和医生忽视，其实，这种起病隐匿、发展缓慢的高血压病危险性很大，不仅会损害心脏、大脑、肾脏的功能，而且可导致心脏、大脑、肾脏疾病的发生，严重时更会造成患者突然死亡。例如，著名作曲家施光南猝死于钢琴架旁，虽然他生前仅发现有 3 次牙病就诊史，但他的死亡诊断书上却写着"高血压性脑出血"。施光南患的正是这种无症状性高血压病。

长期患有缓进型高血压病的患者，由于适应了较高水平的血压状态，即使血压较高，也可无明显症状。因此，中老年人每 4～6 个月测量 1 次血压，每年进行 1 次体检，是非常必要的。特别是肥胖者、高血脂者、糖尿病患者及有高血压家族史者，即便无高血压症状，也要定期测量血压。

16 为什么不可轻视单纯收缩期高血压

人们常说的"低压"不高的高血压实际上就是单纯收缩期高血压。在老年高血压患者中有一半属于这种类型，它是由大动脉变硬、弹性减弱引起的。这种老年性疾病本身不表现出严重的症状，因而很容易被忽视。以至于有的老年人认为，收缩压高是自然现象，无甚危害。

目前认为，就发生心脑血管病而言，收缩压升高和脉压增大者，要比舒张压升高者具有更大的可能性。老年人高血压的病死率为 9.8%，而单纯收缩期高血压的病死率为 14.9%。因此，单纯收缩期高血压同样必须治疗。美国的一项研究证明，对单纯收缩期高血压患者的治疗能降低发生中风、冠心病的可能性,从而证实对这种高血压给予降压治疗的必要性。

⟨17⟩ 高血压有什么危害

高血压的危害主要在于它可造成心脏、大脑、肾脏等重要器官的损害,这种损害具体表现如下。

(1)左心室肥厚:由于血压长期维持在较高水平,加重心脏负荷,再加上其他(如体液)因素等的共同作用可导致左心室肥厚。早期发生代偿性左心室肥厚,随着病情发展,心脏继续扩张,最后可能发生心力衰竭及严重的心律失常。

(2)动脉粥样硬化:长期血压升高可促进动脉粥样硬化的形成,尤其是冠状动脉硬化的发展,从而引发冠心病。

(3)脑血管意外:长期的血压升高,可使小动脉硬化、易于破裂出血或痉挛,导致脑出血和血栓形成。

(4)肾脏损害:由于肾脏入球小动脉和出球小动脉痉挛、硬化、退变,导致肾脏缺血、缺氧,肾实质纤维化,高血压晚期多伴有进行性肾功能减退。

(5)视网膜功能减退:血压长期升高使得视网膜动脉发生玻璃样变,导致视网膜病变。

⟨18⟩ 发生高血压时颈动脉有哪些病变

颈动脉粥样硬化在高血压的靶器官损害中非常有临床意义,它是观察高血压合并心脑血管病的一个窗口。可通过超声和核磁共振技术来观察颈动脉病变(主要包括两种病变,即颈动脉内膜斑块、颈动脉内膜中层增厚)。

动脉内膜的粥样硬化斑块好发于血液流动缓慢、紊乱、复杂的部位,在颈部以颈总动脉分叉处及颈内动脉处最常见。随着高血压分级的逐渐增加,颈动脉内膜斑块的发生率亦呈上升趋势。颈动脉内膜斑块存在的临床意义在于,它与心脑血管病的发生密切相关。颈动脉粥样硬化斑块或附壁血栓脱落可能引起脑梗死或短暂性脑缺血发作;高血压合并冠心病的患者也常有颈动脉内膜斑块的存在。

正常人随着年龄的增加颈动脉壁会逐渐增厚,而高血压病患者的颈动脉壁增厚更明显,与正常人存在着明显的差别,且高血压病病情越重,增厚越明显。许多研究发现,高血压病患者血管的肥厚较心脏的肥厚更常见。颈动脉的肥厚还与左心室肥厚及动脉顺应性下降有关,即动脉中层内膜越肥厚,左心室后壁的厚度越大,动脉的僵硬度越大,则颈动脉的扩张性越小。

19 高血压与高血压病是一回事吗

在现实生活中,不少人常把高血压和高血压病混同起来,认为只要发现血压高就是高血压病,或者把高血压病简称为高血压,其实它们是两种不同的概念。

高血压只是一个症状,不能算是一种独立的疾病。在许多疾病(如急性肾炎、慢性肾炎、肾盂肾炎、甲状腺功能亢进、嗜铬细胞瘤、库欣综合征、原发性醛固酮增多症等)都可能出现血压升高的现象。但因为这种高血压是继发于上述疾病之后,所以通常称为继发性高血压或症状性高血压。

高血压病是一种独立的疾病,又称原发性高血压,其患者数量占全部高血压病患者数量的95%以上。其发病原因目前尚不完全清楚,临床上以动脉血压升高为主要特征,但随着病情加重,常常可使心脏、大脑、肾脏等器官受累,导致上述脏器发生功能性或器质性改变,如高血压性心脏病、心力衰竭、肾功能不全、脑出血等并发症。

20 高血压病的发病因素有哪些

引发高血压病的原因很多,常见的有以下几种。

（1）年龄：统计发现，40岁以上人群中患高血压病的人数增多，比40岁以下人群中患高血压病的人数高3.5倍。

（2）职业与环境：凡注意力高度集中、精神过度紧张的脑力劳动者或工作环境压力较大者均易患高血压病。

（3）家族遗传：统计发现，高血压病患者中部分有家族史，故认为高血压病与遗传因素有关。

（4）食盐过多：每日摄入食盐大于6克者比少于6克者患高血压病的概率要大；大量食盐摄入人体后，被吸收进入血液，使肾对水的排出减少，造成钠和水在体内潴留，从而使血容量增加，并刺激血管壁收缩，使血管周围阻力增高，最终引起血压升高。

（5）肥胖：体重超重者高血压病的发病率比正常人的高2～6倍。许多专家认为，肥胖者在吃过多食物的同时盐的摄入量也增多，肥胖者常伴有内分泌激素的变化，导致交感神经活动增强，血容量、心输出量增多，可使血压升高。肥胖者体内增多的脂肪可引起高脂血症，造成动脉硬化，使血管壁弹性降低，血管内阻力增加，进而使血压升高。

（6）吸烟：为高血压病的主要病因。相关实验证明，烟中的尼古丁对血管内皮有损伤作用，可导致血管硬化，引发高血压病。吸烟者心血管意外事件和心肌梗死的发生率比正常人的高2～4倍。

（7）患糖尿病：糖尿病患者发生动脉硬化和高血压病的概率比正常人的高30倍。若糖尿病与高血压病并存，则患脑中风及心肌梗死的危险性比正常人的高2～4倍。高血脂（尤其是低密度脂蛋白浓度升高）的程度，与高血压病、冠心病、心肌梗死的发生率成正比。

21 血压居高不下是何因

血压居高不下会对心脏、大脑、肾脏等器官产生严重损害，导致一系列并发症，如心力衰竭、脑卒中、肾功能不全等。因此，长期而有效地控制血压对高血压病患者的预后至关重要。在治疗过程中,不少高血压病患者吃了很多药,但血压控制不甚理想,不是降不下来,就是忽高忽低。这是怎么回事呢?

(1)白大衣效应:有些人一见到医生就紧张,血压也随之升高,甚至服用降压药后也无济于事。这部分"患者"在家里自测血压是正常的,24 小时动态监测血压也在正常范围内。这种高血压显然是一种"伪高血压"。对策:通过心理疏导,消除精神紧张。

(2)忽视自我治疗和调养:现已知道,高血压病除与遗传因素有关外,还与不良的生活方式有关。精神紧张、食盐过多、吸烟、酗酒、缺乏运动、身体超重等因素均可导致血压升高,并使降压药物的疗效降低。对策:改善生活方式(也即我们常说的自我治疗和调养),包括合理膳食、适量运动、戒烟限酒、心理平衡等。具体饮食方面,应该摄入低盐(每日不超过 6 克)、低脂肪食物,适当增加钾与钙的摄入,选择有氧运动(如快步走、慢跑、游泳、骑自行车等),但不宜做剧烈运动。

(3)药物使用不当:药物使用不当的情况包括以下几种。①药物用量不足、剂量偏小;②单一药物疗效不佳时,未采取联合用药;不了解药物代谢的半衰期,服用间隔过长;③服药依从性差,经常漏服或未坚持长期治疗;④其他药物的拮抗作用,比如拟交感神经药中的麻黄素,非甾体抗炎药(吲哚美辛、布洛芬等),避孕药,糖皮质激素等本身都有升压作用,若与降压药联用,将会使后者的疗效大打折扣。对策:遵循个体化用药原则,从小剂量的单一药物开始,逐渐加量,如果效果仍不理想,考虑不同种类的降压药联合应用。提倡使用长效制剂,注意药物的合理配伍。

(4)肾损害对高血压病治疗的影响:研究表明,长期高血压可致肾小动脉硬化,使肾脏血流减少而受损;肾损害反过来又可加重高血压,形成恶性循环,给降压治疗带来困难。对策:调整改善肾功能,选择对肾脏有保护作用的降压药物,如贝那普利等,同时可配合使用氢氯噻嗪等,以减轻水、钠潴留。需要强调的是,对高血压病的治疗一定要从早期开始并持之以恒,唯有如此,才能最大程度地减少高血压病对靶器官的损害。

（5）继发性高血压未针对病因治疗：继发性高血压约占全部高血压病患者的5%，发病年龄较轻，均由某些特定的病因引起。这些病因常见的有两大类，即由急性肾炎、慢性肾炎、肾囊肿、肾动脉狭窄等引起的肾性高血压，以及由嗜铬细胞瘤、原发性醛固酮增多症、皮质醇增多症、甲亢等引起的内分泌性高血压。继发性高血压患者往往血压长期居高不下，药物治疗很难奏效。对策：明确并彻底去除病因（包括手术治疗），血压即可恢复正常。当然，有时因病变特殊，其原发病无法根治，血压亦难以控制。

（6）**药品本身质量有问题**：过期、变质及假冒伪劣药品，患者服用了非但起不到治疗作用，反而会引起不良反应。对策：提高自我保护意识，看病买药要去正规医院。

22 为什么少年儿童也会患高血压病

少年儿童高血压病的发生率，近年来越来越高，国外有3%左右的儿童患有高血压病。我国曾对3826名4~14岁的少年儿童进行血压调查，发现高血压病的发病率为0.86%。

专家认为，引起少年儿童高血压病的主要原因一般有下列3个方面。

（1）少年儿童所患高血压病以继发性高血压为主，原发性高血压比较少见；继发性高血压中最常见的原发疾病为肾脏病变（大多数由急性或慢性肾炎引起）。

（2）肥胖儿易患高血压病，儿童体重如果超过标准体重的50%，即为肥胖症，而肥胖症儿童和成人一样，易患高血压病和心脑血管疾病。

（3）精神经常处于紧张状态：升学竞争激烈、家长望子成龙、作业负担过重，连星期天也要上补习课或家教，使少年儿童的精神和身体经常处于高度紧张状态，而长期紧张是诱发高血压病的一个危险因素。

23　高血压病有哪些常见的临床表现

早期高血压病患者可表现出头痛、头晕、耳鸣、心悸、眼花、注意力不集中、记忆力减退、手脚麻木、疲乏无力、易烦躁等症状,这些症状多由高级神经中枢功能失调所致,其轻重程度与血压增高的程度可不一致。

后期高血压病患者的血压常持续在较高水平,并伴有大脑、心脏、肾脏等靶器官受损的表现。这些器官受损可以是高血压病直接损害造成的,也可以是间接地通过加速动脉粥样硬化性疾病的发生、发展而造成的。这些靶器官受损的早期可无症状,直到最后可导致功能障碍,甚至发生器官功能衰竭。如高血压引起脑损害后,可导致短暂性脑血管痉挛,使头痛、头晕加重,出现一过性失明、半侧肢体活动障碍等,持续数分钟或数小时可以恢复,也可发生脑出血。高血压对心脏的损害先表现为心脏扩大,后表现为左心衰竭,可出现胸闷、气急、咳嗽等症状。当肾脏受损害后,可见夜间尿量增多或小便次数增加,严重时可发生肾功能衰竭,出现尿少、无尿、食欲不振、恶心等症状。

高血压病往往为收缩压与舒张压均升高,起初血压波动较大,易在精神紧张、情绪波动或劳累后增高,去除病因或休息后血压可降至正常。随着病情的进一步发展,若高血压在休息后不能转为正常,则需要服降压药治疗。

24　高血压病有哪些并发症

(1)心脏方面:开始阶段表现为左心室肥厚,进一步发展可出现冠状动脉血运重建、心绞痛、心肌梗死及充血性心力衰竭,如血压得不到控制,最后可因心脏肥大、心律失常、心力衰竭而危及生命。

(2)肾脏方面:开始阶段可出现蛋白尿和(或)血浆肌酐浓度轻度升高,进一步可发展为肾功能衰竭及糖尿病肾病;长期的高血压会给肾脏造成损害,导致肾小球逐渐萎缩、肾功能逐步衰退,最终发展成为尿毒症,威胁患者的生命。

（3）心血管方面：开始阶段超声或 X 线检查证实有动脉粥样斑块（颈动脉、髂动脉、股动脉或主动脉），进一步发展可出现主动脉夹层血肿（也称主动脉夹层动脉瘤），患者首先会感到胸痛，有时剧痛如撕裂样，含硝酸甘油之类的急救药均无效，应立即住院治疗。

（4）脑血管方面：包括脑梗死和脑出血。据 WHO 统计，90% 以上的脑出血由高血压直接导致，脑血栓也大多与高血压有关。

（5）眼底：开始阶段可出现视网膜普遍性或灶性动脉狭窄，重度高血压性视网膜病变表现为出血（或渗出）及视乳头水肿。

25　为什么高血压病患者易患脑出血

脑出血是高血压病患者最容易发生的并发症。脑出血绝大多数是由高血压引起，因此又被称为高血压性脑出血。

一方面，长期的血压升高，可导致脑部已经硬化的小动脉形成粟粒样大小的微动脉瘤，当血压突然升高时，微动脉瘤会破裂而发生脑出血。另一方面，高血压病患者多有动脉硬化，血压越高，持续时间越长，动脉硬化越严重。长期血压升高，较高的血压作用于动脉内膜上（特别是动脉分叉处的内膜上），会使动脉内膜受到不同程度的损伤，血液中的脂类可通过这些损伤处进入动脉内膜，使动脉壁进一步发生病变。

在高血压病的并发症中，急性脑血管病已上升到首位，其中90%以上的脑出血由高血压病直接导致，脑血栓也大多与高血压病有关。为了防止脑血管病（尤其是脑出血）的发生，对高血压病患者要采取有效的治疗措施。老年高血压病患者，要注意制怒，不可劳累过度，排便时切忌用力屏气，以防意外发生。当患者情绪激动、劳累过度、憋气用力排便时，可造成血压突然升高，此时最容易导致脑中风（其中尤以脑干出血和脑室出血最为凶险）的发生。脑出血前患者常无预感，因为发病猝然，往往可在数分钟或数十分钟内出现险情。典型的症状是患者突然发生剧烈头痛,随即发生呕吐(为喷射性),呼吸深沉,带有鼾声,血压明显升高,有时伴有大小便失禁、昏迷、意识不清和颈硬等症状。

26　为什么高血压病容易并发肾脏病

肾脏病已成为高血压病的一个常见并发症。高血压病与肾脏病的关系很复杂,高血压病可以成为肾脏病的病因,而肾脏病又是诱发高血压病的重要因素。两者相互影响,可形成恶性循环。

一方面,原发性高血压如持续发展,经过 5～10 年,可出现轻度或中度的肾小动脉硬化,继而累及肾单位,导致肾小球逐渐萎缩、肾功能逐步衰退,最终可发展成为尿毒症,威胁患者生命。另一方面,肾脏病也可以产生高血压症状,高血压常常伴随着肾脏病的出现而出现。当肾脏病恶化时,高血压症状也随之恶化;当肾脏病好转时,升高的血压即可降低到正常水平。两者如同植根于同一块土地,紧密相连。100% 的肾脏病患者到了晚期(尿毒症期)时,都有高血压症状出现,对此时的高血压,一般降压药物已很难奏效,只有用"腹膜透析"或"血液透析"来治疗了。

27　高血压病对心脏有何损伤

高血压病往往会使心脏的结构和功能发生改变。由于血压长期升高,左心室泵血的阻力上升,其长期处于超负荷状态,因代偿而逐渐肥厚、扩张,心肌耗氧量增加,心肌重量增加,但相应的供血并没有增加。同时,高血压病会损害冠状动脉血管,逐渐使冠状动脉发生粥样硬化,此时的冠状动脉狭窄化,使供应心肌的血液进一步减少。两者联合作用,会导致心律失常、心绞痛、心肌梗死、心力衰竭等。

据上海、北京等地的调查,冠心病患者中 63%～94% 有高血压病病史。

另外,据临床调查,非高血压病者左心室肥厚的发生率为 1% ～9% ,而高血压病患者左心室肥厚的发生率为 25% ～30% ,高血压病所致的冠心病是血压正常者的 2～4 倍。患高血压病时,由于动脉血管压力过高,阻碍心脏泵出血液,心脏长期高负荷工作,就出现了心肌肥厚和僵硬度增加,最终导致进入心脏的肺静脉血受阻,形成肺淤血。心肌肥大时需氧量增加,血液供应相对不足,常导致心衰发作。由此可见,高血压病与心衰(特别是左心衰)关系密切,是损害心脏舒张功能和收缩功能的主要疾病之一。

由于左心室舒张功能异常,可导致肺淤血,主要表现为:①出现疲劳、气喘、心悸、咳嗽、咯血等症状;②平卧时出现气急,坐起后即好转;③活动量不大即可出现呼吸困难,严重时患者可在睡梦中惊醒。

左心衰常可导致右心室功能下降,形成全心衰竭,主要表现为:①发绀;②颈静脉明显充盈;③右上腹疼痛,并有肝大;④双下肢浮肿,严重时可出现全身浮肿;⑤少尿,多出现于心衰失代偿期;⑥中老年人常出现脑血管疾病。

第二章
科学养生防治高血压病

1 如何提高高血压病患者的生活质量

高血压病是慢性疾病,在长期的康复治疗过程中,如何提高高血压病患者的生活质量是一个重要的问题。一般来说,造成高血压病患者生活质量下降的原因有以下几个方面:①病情逐渐加重;②高血压病的确诊使患者产生了过重的思想负担;③降压综合措施的应用要求患者改变饮食习惯及生活习惯,给患者带来了许多不适感;④降压药物都具有不同程度的副作用与不良反应。总之,这些都可影响患者的生活质量。要消除以上不利因素的影响,可采取以下措施。

(1)引导患者对高血压病建立正确的认识:既不应消极悲观,也不应精神紧张、情绪低落。要向患者充分说明高血压病是慢性疾病,只要积极治疗、持之以恒,不仅血压可得到有效控制、不适症状可得到明显减轻,而且因重要脏器损伤所带来的严重并发症的时间将大大延缓,可以像正常人一样生活,也就是说,应当鼓励患者树立战胜疾病的信心。麻痹大意、不接受治疗而任其发展的态度是错误的,对高血压病的治疗应采取长期综合的措施。

(2)养成良好的日常生活习惯:合理分配饮食,安排有序的日常生活,坚持适当的体育运动,创造良好的生活环境,这些都有利于血压的下降。

(3)选择适合患者的降压药物,坚持长期治疗,把血压控制在理想范围内:这对于减缓病程的进展、防止并发症的发生、促进高血压病患者的康复是不可缺少的。

(4)对于高血压病患者出现的各种不适症状,医生应尽快处理。如果不适症状属于降压药物的副作用与不良反应,则应及时调整用药,尽量消除或减轻患者的不适感。

采取以上综合措施,将有利于使高血压病患者的生活质量得到提高。

2 高血压病患者在生活中要注意什么

(1)缓慢起床:早晨醒来,不要急于起床,先在床上仰卧,活动一下四肢和头颈部,使肢体肌肉和血管平滑肌适当恢复张力,以适应起床时的体位变化,避免引起头晕,然后慢慢坐起,稍活动几次上肢,再下床活动,这样血压不会有大的波动。

(2)用温水洗漱:过热、过凉的水都会刺激皮肤感受器,引起周围血管的舒缩,进而影响血压。用 $30 \sim 35\ ℃$ 的温水洗脸、漱口最为适宜。

(3)饮水一杯:漱口后饮白开水一杯,既有冲洗胃肠道的作用,又可稀释血液、降低血液黏稠度、保持血液循环通畅、促进新陈代谢、降低血压。

(4)适当晨练:高血压病患者不宜做剧烈运动,跑步、登山均不可取,只宜进行散步、做柔软体操、打太极拳,这些运动可增强血管的舒缩能力,缓解全身中小动脉的紧张度,有利于降压。

(5)耐心排便:切忌排便时心情急躁、屏气用力,那样有诱发脑出血的危险。要采取坐便方式,这样易持久,采取蹲位排便易导致疲劳。如有习惯性便秘,则应多吃蔬菜、水果和含纤维素多的食物,同时可用些缓泻药,克服排便困难。

(6)早餐清淡:早餐进食一杯牛奶或豆浆、一个鸡蛋、两片面包或半个馒头、一碟清淡小菜即可,不可过饱,也不可不吃。

（7）**万勿挤车**：高血压病患者外出时,应尽量避免挤公共汽车,最好通过步行或骑自行车,把途中的时间留得宽裕、从容些。时间卡得太紧,易导致情绪紧张,或心理压力增大,会促使血压升高。

（8）**中午小睡**：午饭要丰盛些,有荤有素,但不宜油腻,同样不可过饱。餐后稍活动,应小睡一会儿(0.5~1小时)。无条件休息时,可坐在沙发上闭目养神或静坐,这样有利于降压。

（9）**晚餐宜少**：晚餐宜吃易消化的食物,除干饭外,应配些汤类,不要怕夜间多尿而不敢饮水或进粥食。进水量不足,可使夜间血液黏稠,促使血栓形成。

（10）**娱乐有节**：睡前看电视不要超过1~2小时,坐位要适宜、舒服,勿太疲劳;不要看内容过于刺激的节目,否则会影响睡眠;下棋、打扑克、打麻将要限制时间,特别要控制情绪,不可过于认真、激动。切记不要赌钱,劣性娱乐反而会使血压升高。

（11）**安全洗澡**：每周最少洗澡1次,洗澡时要特别注意安全,尤其在浴缸内要防止跌倒,水不要过热,浸泡时间不宜过长。

（12）**睡前洗脚**：按时就寝,上床前用温水洗脚,然后按摩双足及双下肢,促进血液循环。入睡前闭目静坐,自然入睡,尽量少用或不用安眠药。

（13）**房事宜减**：轻度高血压患者可行房事,但要轻柔,防止过度兴奋,切忌过频;重度高血压患者应暂停性生活。

3 高血压病患者夜间应注意什么

高血压病患者(特别是有严重并发症的高血压病患者和老年高血压病患者)夜间发生心脑血管意外的概率较高,并常发生抢救不及时的现象,以至于出现猝死。

高血压病患者夜间保健应注意如下事项。

（1）睡前避免情绪激动：看书太久、娱乐过度、交谈过久、精神紧张，这些均会影响睡眠，导致睡眠不佳、多梦，从而导致血压波动。

（2）睡前避免吃东西、饮酒、喝茶和吸烟：这些因素均会引发血管收缩、促使血压上升、加重心脏负担。

（3）夜间起床宜慢：高血压病患者夜间起床应缓慢，最好在床上坐1～2分钟后，再慢慢起立，避免因发生体位性低血压而摔倒、摔伤。

（4）不服安眠药：老年高血压病患者晚上失眠时不宜服用安眠药，这是因为安眠药（如苯巴比妥钠、异戊巴比妥等）会使老年高血压病患者发生头晕、脑胀、步态不稳、容易跌跤等副作用，还会产生类似于动脉硬化性痴呆的表现。

（5）预防突发事件：高血压患者（特别是有严重合并症的高血压病患者）不宜独睡一室，以便在出现意外时有人抢救；当高血压病患者出现鼾声异常、呼吸急促、自述不适、呻吟不停时，身边人员应立即联系急救中心或附近医院的急诊科进行救治。

（6）积极、合理地处置严重并发症：当发现高血压病患者发生急性心肌梗死时，切忌随意搬动；当发现心搏骤停时，应立即进行心肺复苏，同时配合医生进行现场抢救；当发现高血压病患者出现脑卒中先兆表现时，切忌随意自行活动，应平躺侧卧，防止呕吐，防止将呕吐物误吸入气管，同时立即与医院急救中心联系抢救事宜。

4 高血压病患者如何预防便秘

便秘可影响高血压病患者的情绪稳定，不利于高血压病患者的病情控制。便秘患者在大便时常不由自主地用力屏气，增加腹压，使血压上升，导致脑血管破裂出血，脑卒中便发生了。伴有脑动脉硬化的高血压病患者在用力排便时更易发生脑卒中。

为了防止便秘的发生，高血压病患者应保持良好的生活习惯，养成每日大便的习惯,同时要多吃含水分多和纤维素多的食物(包括蔬菜、瓜果),多饮水,饭后活动可增强肠道的蠕动功能。如果已发生便秘,则千万不要在大便时用力屏气,增加腹压,必要时应使用润肠通便的药物,如黄连上清丸、麻仁丸或缓下药等。对由器质性原因引起的便秘,主要是积极治疗原有疾病。

5 高血压病患者如何安度夏季

在天气炎热的夏季,高血压病患者常常感到头晕脑胀,有的患者还容易因"热"诱发脑血栓或心脏病。那么,高血压病患者如何才能安然地度过夏季呢?

(1)要经常补充水分:临床观察发现,血栓形成有三方面影响因素:首先,血管内膜受损,暴露出易于形成血栓的部位;其次,血流缓慢;最后,血液黏稠度大。相关研究证明,高血压病患者血管内皮细胞有程度不等的损害。因为夏天出汗多,血液易浓缩,在人们睡眠或安静等血流缓慢的条件下,就容易形成血栓,所以高血压病患者在夏季首先要重视补充足够的水分,即使感觉不太热时也要时时补水,特别是在出汗多的情况下更应及时补充水分,无糖尿病的患者可增加新鲜水果的摄入量,有糖尿病的患者应以饮清茶或凉开水为主。

(2)要坚持饮食治疗:高血压病患者进行饮食治疗,不但有利于降低血压,还有利于防止出现或纠正其他的心脑血管病危险因素。例如,高盐是使血压升高的重要因素,也是妨碍药物降压的重要因素之一,因此,高血压病患者每日盐摄入量应控制在5克以下,同时应摄入含钾丰富的食品。具体方法:①将膳食中的盐(包括所有食物中的钠折合成盐)减少到平均每日5克;②增加含钾、钙丰富的新鲜蔬菜、水果及豆类制品;③控制膳食中的脂肪及过多的谷类主食;④增加禽类及鱼类等含蛋白质丰富且含脂肪较少的食物;⑤每天饮牛奶250克;⑥限制饮酒或最好不饮白酒。

(3)适时调整降压药物:人的血压是波动变化的,这种变化是时刻在发生的,如一天内血压波动变化的规律是早上6点与下午6点达两个高峰,中午稍低,半夜2点最低,一年血压变化的规律是夏季偏低,冬季偏高,因此,高血压病患者在夏季应调整降压药物的剂量,避免因血压过低而诱使心脑血管病发作,特别要减少利尿药及含有利尿药成分的一些复合剂的应用。只有当患者的血压控制不满意或已发生心衰时,才可适当、间断地应用利尿药。

(4)要保证正常睡眠:当高血压病患者夏天睡眠质量下降时,夜间会出现血压升高,加重对心脑血管的损害。因此,高血压病患者一定要做好防暑降温措施,保证正常睡眠;同时,夏天可选用长效且药效温和的降压药物,确保夜间血压正常,以保护心脏、大脑、肾脏的健康。

有研究认为,高血压病患者容易在清晨发生脑卒中或心脏病,这一点与夜间缺水有关。因此,高血压病患者半夜醒来时适量喝点水,降低血液黏稠度,对预防血栓形成是有益的。

⑥ 天气寒冷时高血压病患者需注意什么

寒冷是高血压病的克星,因此当天气寒冷时高血压病患者要特别注意以下几点。

(1)醒来时不要立刻离开被褥,应在被褥中活动身体,并请家人将室内变暖和。

(2)洗脸、刷牙要用温水。

(3)如厕时应穿着暖和。

(4)外出时应戴手套、戴帽子、戴围巾、穿大衣等,注意保暖。

(5)等汽车时可做原地踏步等小动作。

(6)在有暖气的地方可少穿些,离开时再加衣服。

(7)用干布擦拭皮肤,以防寒。

(8)沐浴前先让浴室充满热气,等浴室温度上升后再入浴。

(9)夜间如厕,为避免受寒,可在卧室内安置便器。

(10)三餐中避免吃盐分过多的小菜。

7 高血压病患者如何洗澡

洗澡对于高血压病患者来说是一件较为特殊的事情：如果能够充分注重一些细节问题，那么洗澡对于高血压病患者来说就是一种很好的疗法；如果没有做好周全的准备工作，洗澡反而会给高血压病患者带来危险。洗澡可以加速新陈代谢，使人心情舒畅、精神放松，进而可使血压平稳。洗澡时要注意以下几点。

（1）洗澡水的温度要适宜：一般在 30～40 ℃ 最合适，此时水温略比体温高，可以使皮肤、肌肉的血管舒张，血压下降。水温过高对于机体代谢有一定影响，可诱发心脑血管疾病，造成血压骤然升高。水温过低会造成皮肤、肌肉的血管收缩，使交感神经兴奋性增强，引起血压升高，有害于机体。

（2）洗澡时浴室内的温度必须保持在 20～25 ℃：室温比水温更重要，在浴缸内温度虽然适宜，但浴室内温度较低，这种温差会导致皮肤、肌肉的血管急剧收缩，造成血压升高。

（3）洗澡结束时不能从浴缸里突然站起来：当身体在浴缸浸泡一段时间后，内脏、肌肉及皮肤血管扩张，一旦直立后，血液由于重力的作用向下半身集中，容易引起脑供血不足，出现眩晕、黑矇或摔倒等，特别是服用降压药的患者，往往症状明显，甚至可诱发短暂性脑缺血发作。因此，当从浴缸里站起来时，动作应该缓慢一些，以免发生不适。

（4）浴缸内的水深浅要适宜：水有一定压力，如果整个身体都浸泡在水里，水的压力可使胸廓活动受阻，影响肺的通气功能，使得呼吸较平时困难，因此，高血压病患者洗澡时，浴缸的水要浅一些，或者把身体垫高一些，保持通气顺畅。

8 高血压病患者如何学会观察血压变化

正确观察血压变化，有利于高血压病患者了解病情，及时向医生反映血压及症状的变化，并可以积极配合治疗，使医生能够根据情况及时调整用药剂量与方案，亦可避免就医前的紧张心理，避免致使血压升高而造成假象，给临床医生提供第一手观察记录，以利于疾病的诊治。患者若想学会自我观察血压变化，掌握血压测量的方法是十分必要的。国外有人调查发现，绝大多数高血压病患者经过数日至数周的训练后，就可以准确掌握血压测量的方法，故自测血压是可行的。

目前医院与家庭常用的血压计有水银柱式血压计、气压表式血压计和电子血压计3种。一般来说，水银柱式血压计测值较为准确；气压表式血压计体积小，易携带且使用方便，但至少应每6个月与水银柱式血压计校准一次，因为这种血压计的机械装置很难保证读数始终准确；近年来，电子血压计在家庭中使用逐渐增多，但其准确性尚无法考证，故应经常与水银柱式血压计校准。使用水银柱式血压计后应注意关好，以防止水银外漏。若水银外漏，则会影响其准确性，故使用前应检查血压计零点，若已失准，则应到计量部门校准。

测量血压时，患者应先安静休息片刻，以消除劳累或紧张因素对血压的影响，并且应在测血压前排尽小便，以防膀胱充盈引起血压升高。被测者的手臂应放在与右心房同一水平的位置（取坐位时平第四肋软骨，取仰卧位时平腋中线），并外展45°。测量人员展平袖带，将气袋中部对着肱动脉并将气袋缚于上臂。袖带下缘要距肘窝2厘米，不可过紧或过松，以免影响血压的准确性。将听诊器体件放在肘部肱动脉上，然后向袖带打气，待肱动脉搏动消失后，将水银柱升高30 mmHg，缓慢放出袖带中的空气，使水银柱缓慢下降，以便正确读出结果。在这个过程中听到的第一个声音所示的压力值是收缩压；此音逐渐增强后转为柔和的杂音，压力再降低后又出现不带杂音的声音,并逐渐减弱,此音性质突然变为低沉,然后很快消失。一般取动脉音消失时的血压值为舒张压。测量血压时,一般以右上肢为准,连测 2 或 3 次,取其平均值。重复测血压时,一定要放完袖带中的空气,以免影响连测结果的准确性。若患者有大动脉炎,则应测双下肢及双上肢血压,以观察血压的不同情况。

9 ▶ 高血压病患者为什么要少做深呼吸锻炼

深呼吸锻炼是比较流行的健身法。然而,近年来科学研究和临床观察都发现,深呼吸锻炼会给人体带来诸多危害,特别是对于高血压病患者和冠心病患者来说,过度的深呼吸会诱发心脑血管收缩,对患者有致命的威胁。

深呼吸锻炼可使血压大幅升高。人体在呼吸的过程中,吸入氧气,排出二氧化碳。过度的深呼吸会使血液中的二氧化碳大量排出,此时机体会做出自我调节,使血管口径缩小。这样,就会引起循环阻力增加,从而导致血压大幅升高。

对有心绞痛史的冠心病患者来说,若强烈地深呼吸 2 ~ 5 分钟,常会诱发剧烈的心绞痛,甚至心肌梗死。对这种诱因的心绞痛,药物治疗无效,必须调整呼吸频率和呼吸深度,逐步过渡到正常呼吸,才能奏效。

暴怒或大笑属于间接深呼吸。对此,一些专家认为,心肌梗死、脑溢血和其他血管意外的发生,都直接(如深呼吸锻炼)或间接(如高强度体力劳动、暴怒、大笑等)地与深呼吸有关。

因此,已发生动脉硬化(尤其是高血压病、心血管和脑血管疾病)的患者,不宜进行深呼吸锻炼,以免诱发心脑血管意外。

研究发现,深呼吸锻炼可使血管狭窄 50% ~ 66%,使大脑、心脏、肾脏等重要脏器的血流量减少 75% ~ 80%。因此,虽然深呼吸锻炼增加了氧气摄入,血液含氧量也明显增加,但组织、器官的供氧量却显著减少。组织缺氧会刺激中枢神经,进一步使呼吸加深、加快,形成恶性循环。

10 高血压病患者外出旅游时应注意什么

外出旅游常会带来疲劳、紧张和饮食起居的不规律,登山、下山不像平地跑步那样轻松自如,往往需要花很大的力气,出一身汗才能到达。这对于2、3级高血压患者(特别是有并发症的高血压病患者)来说肯定是不适宜的。但如果去海滨、园林等处旅游,只要旅途安排舒适,普通的高血压病患者还是可以去的。

高血压病患者外出旅游时应注意做到如下几点:①外出旅游前应做一次必要的体格检查,病情稳定的患者,旅游的安全性可达80%以上;②外出旅游应有人陪同,老年高血压病患者应由年轻人陪同,同时应带上必要的降压药和硝酸甘油等,将血压维持在较稳定的水平;③旅游过程中不要过分疲劳;④选择合适的出行工具,可以乘坐飞机、高铁等,飞机、高铁速度快、性能稳定、设备齐全、座位舒适,不会对血压产生不利影响;⑤做好充分准备,有人乘车会发生晕车,出现恶心、呕吐而导致血压升高,乘车前不宜吃得过饱,出发前半小时可服用预防晕车的药(如晕车宁)等;⑥到达旅游地点后应立即休息,避免进行大运动量的活动,饮食不宜过分油腻,不宜过饱;⑦晚上应当早睡、睡好,以消除疲劳,恢复体力;⑧如发现不适,则应及时处理或到当地的医院治疗。

若发现下列情况,则不宜外出旅游:①近期内血压显著升高或血压发生了明显的波动;②反复发作心绞痛;③出现心功能不全;④有严重的心律失常。

11 高血压病患者如何进行森林浴

森林浴是近些年在国外推行并渐渐在国内流行起来的一种自然疗法,它利用森林的自然环境影响人体,促进疾病康复。例如,美国、英国等国选择在青山绿水的田间乡野修建许多造型别致的疗养所，以接纳患者进行治疗。

森林浴有利于人体呼吸系统和循环系统的正常运行，可促进新陈代谢、提高人体免疫力，从而达到降压目的。

进行森林浴时，要尽量在森林中暴露身体，让皮肤直接接触森林中的空气，配合步行、保健体操、太极拳等运动，大量呼吸森林中散发出来的有益物质。在森林中闭目养神，忘掉周围的一切，在幽静的环境中欣赏大自然发出的"音乐"，可使大脑极度放松，并有利于降低血压。在进行森林浴时，还可以用放声歌唱或腹式呼吸的方法进行空气内浴。腹式呼吸的具体方法是深吸一口气，在 15～20 秒内将气缓慢地全部呼出，用鼻呼吸 10～20 秒钟，暂停呼吸 5 秒钟。上述动作可连做 10～15 次。

进行森林浴时要适当地穿点衣服，以防止着凉感冒。身体虚弱者一般不宜进行森林浴。高血压病患者进行森林浴时要有医护人员或家人陪护，以防止发生意外。

从心理因素的角度来看，森林中优美的环境，可以使高血压病患者全身心地投入大自然的怀抱，把一切紧张、烦恼、拥挤、喧嚣抛于脑后，使其焕发青春活力，激发热爱生活的情趣，从而充分调动机体的潜能，使其健康长寿。

12 高血压病患者如何进行药浴调压

药浴疗法是在中医理论的指导下，选用天然草药加工制成浴液，熏蒸洗浴人体外表，以达到养生、治病的目的。在长沙马王堆一号汉墓出土的竹简中，有我国现存最早的临床医学文献《五十二病方》，书中就记载有洗浴、熏浴等药浴方剂。进行药浴时，可以进行全身浴、半身浴或局部浸浴。近年来，对药浴的研究、应用不断深入，药浴器械、方法、剂型等方面的开发、研究都有了长足的进步。

高血压病患者可取生地、桑寄生各 200 克，将其装入纱布包内并在浴缸内浸泡 10～20 分钟，然后患者进入药池内浸泡 20～30 分钟，每日 1 次，每

3 或 4 天换药 1 次。这种方法适用于气血两亏和肝肾阴虚两型高血压病患者,症见头晕、失眠多梦、两目干涩、耳鸣、心烦口干、时有盗汗及腰膝酸软等。某些患者在药浴过程中有可能发生头晕等不适症状,此时应停止药浴并卧床休息。患有严重高血压病时,需慎用全身药浴,以防意外发生。

足浴所用的药液不宜过少,应能浸泡到双足踝部。需保持水温在 50 ℃左右,水温下降后可加入适量开水。患者正坐,赤足在热药液中浸泡,用双足相互摩擦,按压足部,也可同时用手摩擦双足的涌泉穴等穴位。每日浸泡、洗足 2 次,每次 30 分钟左右。洗足后用毛巾擦干,注意避风防凉。

⟨13⟩ 高血压病患者可以继续工作吗

高血压病患者在没有发生心脏、大脑、肾脏的严重并发症之前,一般都能够保持劳动能力,可以继续维持原先的工作。

如果在日常工作和学习中出现头晕、头痛、眼花等症状,则最好暂时停止一会儿,闭目养神片刻,或改变一下原先的工作内容,这样也有利于消除大脑疲劳。

情绪因素对高血压病患者很重要,经常生气、烦躁、发怒不利于血压恢复,应学会进行自我调节,保持心情舒畅、冷静、乐观。工作要有条理性、计划性、不忙乱,避免紧张。

对于从事高空作业、飞行工作、举重运动、车辆驾驶等较强、较重的体力工作和脑力工作的患者来说,最好及时休息或接受治疗,待血压下降之后再考虑能否恢复原先的工作。对患者适合什么工作,是否需要调换工作,医生应常常根据血压的高低、症状的轻重及并发症等情况进行综合分析,再给患者提供一个科学、全面、客观的建议。

⟨14⟩ 高血压病患者怎样进行自我护理

(1)被确诊为高血压病的患者,一方面不要被高血压病吓倒而产生悲观情绪,另一方面也不要轻视它而听之任之。应了解一定的高血压病防治的知识,积极与医生配合,在医生的指导下进行合理的、系统化的治疗。

(2)血压的高低与自觉症状的轻重不成比例,不能依靠自我感觉决定是否增减药物,应定期到医院复诊。没有医生的医嘱不可随意换药、停药或增减剂量。临床上对高血压病患者的治疗强调个体化,对甲某适合的降压药不一定适合乙某。

(3)家里应备有血压计及听诊器,应在医生、护士的指导下掌握正确的测量血压的方法及血压计的使用方法。应每半年校准血压计1次,以免测量有误差。

(4)人体的血压是不断波动的,常因情绪激动、体力劳动、寒冷及睡眠不佳等而升高,故应尽可能消除这些诱发血压升高的因素,测量血压前也应至少安静休息30分钟方能测出正确的结果。

(5)养成良好的生活习惯,劳逸结合,在进行药物治疗的同时坚持非药物治疗,以增加降压药的疗效,减少降压药的剂量和副作用。

(6)突然头晕、头痛、恶心、呕吐或眼前发黑时,应立即停止一切活动,就地坐下,防止跌倒或意外发生。在家中时,家属应立即协助患者测量血压,取头高平卧位,出现高血压急症时,应立即给予舌下含服硝苯地平10毫克,无效时可重复服用,待血压平稳后,应尽快将患者送往医院就医。

⬡15 高血压病患者如何安排性生活

不少患者有种种疑虑,特别是得过心肌梗死或脑血管意外的人,对性生活精神压力更大。他们对性生活怀有恐惧、紧张、压抑、焦虑等心理,怕性交时引发疾病,患者的配偶或为了亲人的"生命安全"避免与其进行性接触,或不能体谅而抱怨生活质量恶化。另外,高血压病患者由于服用某些降压药物,可能引起少数患者出现性功能下降。不过,药物可能仅是诱发了心理障碍,服用一段时间后性功能下降的症状会逐渐减轻或消失。若症状突出或1

个月内上述症状仍未减轻,则可请医生换用其他降压药。

高血压病患者应尽量减少性生活的频率,缩短性生活持续的时间,选用合适的体位,控制其强度。不论男性,还是女性,在性生活兴奋期均有心动过速和血压上升等反应,临床上曾有性生活中引起高血压病并发症的情况,因此,中高度高血压病患者应积极治疗、控制好血压,以免在性生活兴奋期血压骤然上升而发生意外。

并发有心脑血管病的患者,当病情较稳定,日常生活能自理,上两层楼的过程中无明显的心悸、气短、头晕、乏力、胸闷、胸痛时,便可恢复性生活。认为性生活会"大伤元气"而长期压抑自己,偶尔又为之恐惧、紧张,这对疾病的影响远远超过对性生活本身的影响,因此患者应消除疑虑,可以过适度和谐的性生活,这对高血压病患者提高生活质量来说是有益的。但对于3级高血压及有严重并发症的高血压病患者来说,性生活会增加神经系统和心血管系统的负荷,导致心率加快和血压升高,产生不良影响。

16 高血压病能预防吗

近数十年来,国内外的许多研究证明,高血压病是能够预防的。科学研究证实,健康的生活方式可使高血压病的发病率降低55%;早期防治高血压病可使高血压病的并发症减少50%。因此,采用健康的生活方式,并对高血压病进行正确的早期治疗,约3/4的高血压病及其引发的慢性病可以得到预防和控制。

高血压病的预防可以分为三级,即一级预防、二级预防、三级预防。一级预防指对已有高血压危险因素(如肥胖、父母有高血压病等)存在,但尚未发生高血压病者的预防方法。二级预防指对已发生高血压病的患者采取措施,防止高血压病进一步发展及早期并发症的发生的预防方法。三级预防指高血压病已出现严重并发症,给予及时、合理处理,控制病情发展及进行康复治疗的方法。

　　高血压病人群防治的目标:一是要降低高血压病的发病率;二是使更多人的血压保持在正常水平或稍低水平,使整个人群的血压水平降低,从而降低脑中风的发病率,减少或延缓冠心病的发生。

17 什么是高血压病的一级预防

　　一级预防(病因预防)指对民众宣传教育科学的生活方式,并使其远离不良的生活方式。显然,一级预防是主动性措施。而要做到早预防、早发现高血压病,关键在于人人要有预防保健的常识。著名的"维多利亚宣言"中的"四大基石"——合理膳食、适量运动、戒烟限酒、心理平衡(也即健康的生活方式),是被实践证明了的行之有效的好方法。有研究表明,健康的生活方式可使高血压病的发病率降低55%,由此可见其降低高血压病发病率的作用是十分明显的。

　　(1)合理膳食:两句话,即"一、二、三、四、五;红、黄、绿、白、黑"。"一"指每日饮一袋牛奶,一袋牛奶内含250毫克钙,可有效改善我国居民膳食钙摄入量普遍偏低的现象。"二"指每日摄入碳水化合物250克,即相当于主食300克,可根据身体情况增减。"三"指每日进食3份高蛋白食品,每份指瘦肉50克,或鸡蛋1个,或豆腐100克,或鸡肉、鸭肉100克,或鱼肉、虾肉100克。"四"指四句话:有粗有细(粗细粮搭配),不甜不咸,三四五顿(指在总量控制的前提下,少量多餐,以防治糖尿病、高脂血症),七八分饱。"五"指每日摄取500克蔬菜、水果,这对预防高血压病及肿瘤至关重要。"红"指每日可饮红葡萄酒50~100毫升,这有助于提升高密度脂蛋白的浓度,活血化瘀,预防动脉硬化。每日进食1或2个西红柿,可使男性前列腺癌的发病率降低45%。"黄"指黄色蔬菜,如胡萝卜、红薯、南瓜等,它们均能提高儿童及成年人的免疫力,减少感染、肿瘤的发病率。"绿"指绿茶及深绿色蔬菜。据相关研究报道,绿茶有明目、防感染、防肿瘤等作用。"白"指燕麦粉及燕麦片。据相关研究证实,成人每日食燕麦50克,可使血胆固醇浓度、三酰甘油浓度明显下降,对糖尿病患者效果更明显。"黑"指黑木耳。每日摄入 5～10 克黑木耳能显著降低血液黏稠度与血胆固醇浓度,有助于预防血栓形成。

（2）适量运动:通常掌握"三、五、七"的运动原则是很安全的。"三"指每天步行约 3000 米,时间在 30 分钟以上;"五"指每周运动 5 次以上,只有规律性运动才能有效果。"七"指运动后心率加年龄约为 170,这样的运动量属中等强度。比如 50 岁的人,运动后心率达到 120 次/分,60 岁的人,运动后心率达到 110 次/分,这样能保持有氧代谢。若身体素质好,有运动基础,则运动后年龄加心率可到 190 左右,身体差的,运动后年龄加心率到 150 左右即可,不然会产生无氧代谢,导致不良影响或意外的发生。

（3）戒烟限酒:烟的危害已举世公认,越早戒越好。酒是一把"双刃剑",少量酒是"健康之友",多量酒则是"罪魁祸首"。饮酒应以每日酒精量不超过 15 毫升为限。

（4）心理平衡:健康"四大基石"中这一点最重要,也最难做到。需要做到"三个快乐"（一心助人为乐、事事知足常乐、常常自得其乐）,还需要做到"三个正确"（正确对待自己、正确对待他人、正确对待社会）。只要做到心理平衡,就是掌握了健康的钥匙。

除上述四项内容外,还要注意"三个半分钟"和"三个半小时"。因为动态心电图监测发现夜间突然起床时常伴有一过性的心肌缺血和心律失常,并与心脏意外密切相关,所以提出"三个半分钟",即夜间醒来静卧半分钟,然后坐起半分钟,再双下肢下垂床沿半分钟,随后下地活动,这样就无发生心肌缺血的危险。"三个半小时"指每天上午步行半小时,中午午睡半小时,晚餐后步行半小时。有研究表明,人体 24 小时血压变化曲线呈"双峰一谷",中午午睡能使波谷更深更宽,有助于缓解心脏及血管的压力。相关临床研究指出,有午睡 30 分钟以上习惯者,其冠心病的发病率可降低 30%。

一级预防是一项复杂的系统工程,各项因素间有交互作用和影响,应根据各人的具体情况灵活掌握、综合应用,才能取得良好的效果。

18 什么是高血压病的二、三级预防

高血压病的二级预防指对已患高血压病的个体或群体采取措施,防止疾病复发或加重。显然,二级预防是在发病后进行防治,故属于被动性措施。总而言之,二级预防就是及时、正确地治疗高血压病。高血压病的二级预防本身就是对动脉硬化、脑中风、冠心病等的一级治疗,因此,如能遵循"均衡膳食、适当运动、心胸开朗、戒烟限酒、生活规律、平稳降压"的 24 字口诀,就会对防治高血压病有所帮助。

对早期高血压病患者(即使是轻度高血压病者)也要在改变生活方式的基础上,给予降压药治疗,这样将会取得较好的效果。早期治疗的关键之一是及早发现,个体应注意定期体检,测量自己的血压变化。治疗高血压病要持之以恒,血压降至正常后仍应坚持用药,因为降压药不会进一步降低正常血压,但要防止血压的回升。只有把血压控制在理想水平,并长期维持稳定,才能达到减少和延缓其并发症发生的目标。高血压病是一个多脏器问题,因此,高血压病伴有血糖异常、血脂异常者应严格控制饮食和其他因素(如血糖浓度和血脂浓度),这也是至关重要的措施。

高血压病的三级预防指对重症患者的挽救,以预防其并发症的发生和患者的死亡。这主要指药物治疗。药物治疗对减少心脑血管病的病死率、致残率有效,对防治脑中风、冠心病、心力衰竭、尿毒症等有明显效果。

19 女性预防高血压病有何特殊性

女性与男性相比,有不同的生理特征,因此,也常发生一些特有病症,如妊娠高血压综合征(简称妊高征)。妊高征多发生于妊娠 24 周与产后 2 周,主要的临床表现为高血压、水肿、蛋白尿,严重时可出现抽风、昏迷而威胁母子生命,因此要注意预防。

预防妊高征的发生,关键在于做好孕期保健工作,即了解血压水平(妊娠前和早孕时的血压水平)。每次产前检查除测量血压外,还应测量体重,检查尿液内是否有蛋白质。对有妊高征家族史者及有慢性持续性高血压、肾脏病、糖尿病以及多胎妊娠、羊水过多的孕妇来说,更应注意这一点。有研究发现,在妊娠中期和末期,每天口服阿司匹林50～150毫克,可使妊高征的发病率降低65%,这提示阿司匹林可降低妊高征的发生率。

口服避孕药的女性在我国占有一定的比例。口服避孕药往往会对血压造成影响,因此应重点对口服避孕药的人群进行血压监测,及时发现血压升高症状并终止服药,改用其他避孕措施,以防止高血压病的发生。一般认为,肥胖、年龄大、吸烟、糖尿病、高脂血症,以及有妊高征史、肾脏病史、高血压病家族史、心脑血管病家族史者为易感人群。

预防办法具体有以下几点:首先,询问病史,发现有上述危险因素者,停服避孕药,改用其他避孕措施;其次,进行体格检查,服药前必须进行血压、体重、乳房、肝、肾及妇科检查,作为服药前的对照水平,如发现不能口服避孕药者则不用检查,并应注意定期测量血压。一般第1年每3个月监测血压1次,以后每半年监测血压1次。

20 预防高血压病要注意什么

"少盐少脂多运动,戒烟限酒减压力,按时服药是关键,谨遵医嘱是保障。"对于广大高血压病患者来说,有关专家提出忠告,强调要做到下列几点。

(1)减少食盐摄入量:高血压病患者每天摄入的食盐量应少于5克,大约相当于小汤匙每天半匙,对盐敏感的患者要更少。

(2)保证合理膳食:高血压病患者应限制脂肪摄入,少吃肥肉、动物内脏、油炸食品、糕点,多吃新鲜蔬菜、水果、鱼、低脂奶制品等。

(3)有效控制体重:控制体重最有效的方法是节制饮食,减少每天摄入的总热量。

（4）戒烟：烟中含有尼古丁，能刺激心脏，使心跳加快、血管收缩、血压升高。

（5）限酒：大量饮酒（尤其是烈性酒）可使血压升高，有些患者即使饮酒后当时血压不高，但是过后几天仍可出现血压高于平常水平的情况。

（6）增加体力活动：适当的体育锻炼可增强体质、减肥和维持正常体重，可采用慢跑、快步走、游泳、骑自行车、做体操等形式的体力活动，每次活动以30～60分钟为宜，活动强度因人而异。

（7）注意心理、社会因素：高血压病患者应注意劳逸结合，保持心情舒畅，避免情绪大起大落。

（8）药物治疗：如果通过3～6个月的非药物治疗，血压控制良好，则可继续维持；如无效，则应改用降压药物治疗，不能因为年轻或无明显症状而不用药。

第三章
饮食防治高血压病

1 高血压病患者如何进行合理膳食

高血压病患者要吃得科学，做到"饮食有节"。"饮食有节"包含两层意义：一是节制，即控制摄入总量；二是调节，即调整结构。高血压病患者的膳食应当在平衡、适量的基础上做到"稳定粮食、保证蔬菜、调整肉类、补充豆奶、尽量'三少'（少吃盐、脂肪和甜食）"。具体实施方法可以参照 WHO 推荐的"金字塔均衡饮食"方案。

2 高血压病患者的饮食要注意什么

饮食与高血压病的发生密切相关，故适宜的饮食对高血压病患者的康复具有重要意义。

（1）限制钠盐的摄入：临床观察表明，不少轻度高血压病患者，只需中度限制钠盐摄入，即可使其血压降至正常范围；部分对钠盐敏感的个体，对低盐饮食反应尤佳；即使是 3 级高血压或顽固性高血压病患者，低盐饮食也常可增加药物疗效，减少用药剂量。相关研究表明，成人每天钠的需要量仅为 200

毫克(相当于0.5克食盐)。从实际出发,建议大多数高血压病患者(无合并心力衰竭者)将每日食盐的摄入量控制在5克以内。不过,对于肾功能衰竭的患者,摄入钠盐的限制不必过严。

(2)适当补充钾盐:大量研究证实,钾具有对抗钠所引起的血压升高的作用。临床观察表明,补钾可使血压呈规律性下降。高血压病患者在低钠饮食的同时,可适当补充钾盐或摄入一些含钾量较高的食物。含钾量较高的食物有龙须菜、豌豆苗、芋头、莴笋、芹菜、丝瓜、茄子等。在使用利尿降压药时,适当地补钾尤为重要。若使用保钾利尿药,则钾盐摄入不必过多;若合并肾功能损害,则应严格控制高钾饮食的摄入。

(3)适当增加饮食中钙的含量:高钙膳食者常不易发生高血压。因而,高血压病患者应适当增加饮食中钙的含量。目前,国内已有一些富钙鲜牛奶、富钙奶粉等补钙食品供应,可供选用。

(4)适当补镁:据报道,镁盐可使血清胆固醇水平降低,并有舒张血管及降低血压的作用。日常生活中,含镁高的食物有小米、高粱、荞麦面、白薯干、苋菜、芹菜、豆类及其制品等。

(5)增加碘的摄入:微量元素碘有降低血压及血清胆固醇水平的作用,还可减少胆固醇在动脉壁的沉着。海产动植物(如海鱼、海带、海蜇、紫菜等)含碘较多,但因其含钠量亦高,故食用时应尽量减少食盐的用量。

(6)限制热能摄入:限制热能摄入有助于控制体重,预防、减轻肥胖,并能不同程度地起到降压作用。早期高血压病患者,热能摄入量可不必过分控制;合并肥胖的高血压病患者,要长期限制热能摄入,直到降至标准体重。一般情况下,每日每千克标准体重的热能供给为105~125千焦。

(7)增加鱼类或大豆蛋白的摄入:目前认为,患高血压病但无肾脏损害者不必限制蛋白质摄入量。关于蛋白质的来源方面,一些学者认为鱼类蛋白可使血压降低及脑卒中的发生率降低,大豆蛋白虽无降压作用,但也能防止脑卒中的发生,这可能与氨基酸的组成有关。

(8)适宜的脂肪摄入:高血压病患者应摄入低脂肪饮食,食物中多不饱和脂肪酸的摄入有助于血胆固醇水平的下降。多不饱和脂肪酸和饱和脂肪酸的比值应控制在 1.0 左右。尽量食用植物油，以玉米油为最好，其他（如豆油、芝麻油、花生油、菜籽油等）亦可。少食含胆固醇高的食物，如动物肝脏、卵黄、黄油等。

（9）宜选用高纤维及富含维生素 C 的食物：如芹菜、韭菜为高纤维食物，鲜枣、辣椒富含维生素 C，均可食用。

（10）其他：严禁大量饮酒。

3 高血压病患者为何要吃低盐饮食

食盐过多有损健康，对于高血压病患者来说更是如此。相关研究表明，食盐过多是引起高血压病的重要原因之一。食盐的成分是氯化钠，钠在体内可以引起血容量增加，从而导致血压升高、心脏负担加重。据调查发现，在吃盐量大的人群中，患高血压病者占 10%；在吃中等量盐的人群中，患高血压病者占 7%；在吃盐量极少的人群中，患高血压病者占比小于 1%。因此，高血压病患者及血压正常者均不宜吃盐过多，一般每人每天摄入食盐量以不超过 5 克为宜。

饮食中盐的摄入量与高血压病密切相关，那么，多吃盐为什么会引起高血压呢？饮食中钠摄入量增加，可使过多的钠离子在体内潴留，钠潴留必然导致水潴留，使细胞外液量增加，进而使血压增高。细胞外液中钠离子增多，细胞内外钠离子浓度梯度加大，导致细胞内的钠离子也增多，随之出现细胞内水肿。小动脉壁平滑肌细胞的肿胀致管腔狭窄，总外周阻力加大，血压增高。细胞内钠离子增多，抑制钠－钾交换，从而使更多的钙经电压敏感性钙通道进入细胞内。血管平滑肌细胞内钙离子增多，平滑肌收缩，外周阻力加大，血压升高。细胞内钠离子增多使细胞内外钠的电化学梯度减小，从而减少了经钠－钙交换机制的钙外流。交感神经末梢突触前膜细胞内钠离子增多，触发钙依赖性的去甲肾上腺素的释放，去甲肾上腺素又使贮存的钙释放。

高钠的摄入增加了对外源性去甲肾上腺素升压作用的敏感性,增加了血管壁上血管紧张素 II 受体的数量,增加了肾脏 α_2 受体的数目。摄入高钠食物可兴奋交感神经,增加下丘脑中去甲肾上腺素的含量及摄取,增大对下丘脑神经元刺激的升压反应。多吃盐使血压升高的确切机制尚不清楚,有待于进一步地研究。

　　适当地减少钠盐的摄入有助于降低血压,减少体内的水钠潴留。每日食盐的摄入量应在 5 克以下或酱油 10 毫升。可在菜肴烹调好后再放入盐或酱油,以达到调味的目的,也可以先炒好菜,再蘸盐或酱油食用。在减少钠盐的同时,应注意食物中的含钠量。如挂面含钠较多,煮挂面时应少放食盐;蒸馒头时,应避免用碱,可改用酵母发面;可用食盐代用品(如无盐酱油等)。这些都有利于高血压病患者控制血压。

4 高血压病患者为何要戒烟限酒

　　有研究表明,吸一支烟后心率每分钟增加 5 ~ 20 次,收缩压增高 10 ~ 25 mmHg。在未治疗的高血压病患者中,吸烟者 24 小时的收缩压和舒张压均高于不吸烟者(尤其是夜间血压明显高于不吸烟者)。夜间血压升高与左心室肥厚直接相关,也就是说,吸烟会引起血压升高且对心脏有不良影响。

　　烟叶内含有的尼古丁(烟碱)会兴奋中枢神经和交感神经,使心率加快,同时也可促使肾上腺释放大量的儿茶酚胺,使小动脉收缩,导致血压升高。尼古丁还会刺激血管内的化学感受器,反射性地引起血压升高。长期大量吸烟会导致大动脉粥样硬化、小动脉内膜逐渐增厚,使整个血管渐渐硬化。同时,由于吸烟者血液中一氧化碳血红蛋白含量增多,降低了血液的含氧量,使动脉内膜缺氧,动脉壁内脂类沉积增加,加速了动脉粥样硬化的形成。因此,无高血压的人戒烟可预防高血压的发生,已有高血压的人则更应戒烟。研究发现,吸烟不但对自己有害,而且对被动吸烟者亦有害,因此,一定要戒烟。

　　与吸烟相比,饮酒对身体的利弊就存在很大的争议。不时出现各种研究报告,有的说饮酒完全有害,有的说少量饮酒有益身体,众说纷纭。但可以肯定的一点是,大量饮酒肯定有害,高浓度的酒精会导致动脉硬化,加重高血压病的症状。

 5 高血压合并痛风患者的饮食如何选择

高血压合并痛风患者的饮食选择非常重要,一般应遵循如下原则。

(1)限制饮食中嘌呤和蛋白质的摄入,以减少体内尿酸的形成:嘌呤摄入量应控制在每日 150 毫克以下(正常饮食 1000 毫克),对嘌呤含量较高的肝、肾、胰、脑等动物内脏及肉汁、沙丁鱼等应禁忌食用,对肉类、鱼类、禽类也应加以限制,对全麦、豆类等含少量嘌呤的食物应加以控制。蛋白质摄入以每日每千克体重 1 克为宜,应以植物蛋白为主。

(2)多食碱性和富含 B 族维生素、维生素 C 的食物:这样可以提高尿酸的溶解度。这类食物有奶类、水果、薯类及大多数蔬菜。

(3)多饮水:这样有利于尿酸从肾脏中排泄,但要少饮茶、酒、咖啡。

(4)其他:限制脂肪的摄入。

 6 高血压病患者能喝咖啡吗

高血压病患者应远离咖啡,尤其是在情绪紧张的时候。当情绪处于紧张状态时,咖啡中的咖啡因会把血压推高到损害健康的程度。有家族性高血压病病史的人,也就是所谓的高危险人群,在摄取咖啡因后,血压上升最明显。单是咖啡因就能使血压上升,再加上情绪紧张,就会产生危险性叠加的效果。

咖啡因能使血压上升 5～15 mmHg,比如,原来血压是 120/60 mmHg 的人,在摄取咖啡因后,血压可能上升至 135/75 mmHg。血压若超过 140/90 mmHg,就会对健康产生不利的影响。咖啡因对于心血管系统和神经系统都有较大的影响,可刺激大脑,使之兴奋,不利于高血压病患者保持身心安静。高血压病的危险人群尤其应避免在工作压力大的时候喝含咖啡因的饮料。另外,有些长年有喝咖啡习惯的人,以为他们对咖啡因的效果已经免疫,事实并非如此。一项研究显示,喝一杯咖啡后,血压升高的时间可长达12小时。

第四章
合理运动防治高血压病

1 医疗体育对高血压病有何作用

医疗体育简称"体疗",是根据疾病的特点采取体育锻炼的方法来预防和治疗疾病的一种措施。它与普通的运动锻炼及一般的治疗方法的区别主要在于:首先,它的对象是患者;其次,它运用的方法和手段有很强的针对性和特定的内容;最后,体疗方法及手段的实施由主动运动和被动运动两部分组成。

体疗对高血压病有积极的预防作用,是治疗高血压病有效的辅助疗法,有助于降压、改善自觉症状、改善血流动力学状况、减少降压药物的用量及巩固疗效。体疗对于原发性高血压效果较好,对继发性高血压则效果较差。其主要作用有以下几点。

(1)作用于大脑皮质和皮质下血管运动中枢,使其紧张度趋于正常,促使血压下降。

(2)调整自主神经系统的功能状态,降低交感神经的兴奋性,提高迷走神经的兴奋性,缓解小动脉痉挛,从而有助于降压。

(3)改善情绪,消除诱因,从而减少血压的波动并减轻功能性症状。

② 高血压病患者为什么要适量运动

经常运动锻炼对预防和控制高血压病是十分有益的,通过运动可使收缩压下降 10 mmHg,舒张压下降 5 mmHg 左右,适度的体力活动和运动锻炼对高血压病患者除了降压作用外,还可减轻体重、预防心脑血管疾病、提高生活质量。适量运动强身保健的作用机理体现在以下几点。

(1)适量运动有助于改善大脑皮质和血管运动中枢的功能,降低交感神经的兴奋性,纠正自主神经系统的失衡状态。

(2)适量运动可增强心脏的舒缩功能,促使心输出量增加、外周血流通畅、血压下降;适量运动还可改善肾血流动力学状况、增强肾功能、促进钠的排出;适量运动还能增强心血管系统的储备功能。

(3)适量运动可改善机体某些代谢异常的状况,如提高胰岛素敏感性,改善胰岛素抵抗,降低血总胆固醇含量与低密度脂蛋白胆固醇含量,提高高密度脂蛋白胆固醇含量等。

(4)适量运动对增强体质、振奋精神、调动患者内在潜力和积极参与疾病防治的主动性是十分有益的,有助于增强战胜疾病的信心和提高接受治疗的顺应性,从而消除各种负面情绪,提高生活质量。

③ 高血压病患者如何具体控制运动量

医疗体育的运动量相当于药物治疗中的剂量,对运动的效果和运动安全有直接的影响。高血压病患者如何确切地掌握适当的运动量是一个重要的问题。目前认为,最佳运动量的判断标准是以心率作为指标。

首先,我们应当了解什么是最大心率。所谓最大心率,就是某个年龄段做上限运动时应当达到的最快的心跳数。可用以下公式对最大心率进行估计。

$$最大心率 = 220 - 年龄$$

除非患者必须进行某种特殊检查（如运动试验等），一般不应让患者的运动量达到最大心率。

接着，我们需要了解靶心率的概念。靶心率指安全达到锻炼目的的心率，可用下列公式计算。

$$靶心率 = 最大心率 \times 70\%$$

因为心率不是固定不变的，所以靶心率有一个波动范围，为靶心率 ±（靶心率 × 10%）。例如，一位年龄 60 岁的高血压病患者的运动量控制标准可计算如下：高血压患者年龄 = 60 岁，最大心率 = 220 - 60 = 160 次/分，靶心率 = 160 × 70% = 112 次/分，实际靶心率波动的范围 = 112 ±（112 × 10%）= 101 ~ 123 次/分。

一般在开始运动锻炼时，应将靶心率保持在较低的水平，经过 8 ~ 12 次的长时间训练后，运动量可适当接近高水平，但不应超过靶心率。

患者如果延长运动时间，则可以保持较低水平的运动量。例如，50 分钟的强有力的散步大约相当于 20 分钟慢跑的运动量。因此，把较多的时间安排做低水平运动量的锻炼，也可达到医疗运动的效果。这种方法更适合于老年高血压病以及有某些高血压病并发症的患者。理想的训练是使心率达到靶心率，并维持 20 ~ 30 分钟，这里强调的是心率（或脉率），而不是讨论运动形式。因此，高血压病患者应根据身体状况与爱好，选择参加一些力所能及的医疗体育运动。每周运动 5 次以上，每次 20 分钟，就可达到锻炼效果。长期坚持这种医疗体育运动，对调节血压、改善心血管功能有良好的效果。需要注意的是，应将血压水平超过 220/110 mmHg 列为医疗体育运动的禁忌证。

④ 高血压病患者如何进行散步运动

散步运动几乎对所有的高血压病患者均适用，即使高血压病伴有心脏、大脑、肾脏并发症者也能收到良好的治疗效果。

散步可选择在清晨、黄昏或睡前进行，每天 1 或 2 次，每次 10～30 分钟。

在空气比较清新的户外进行轻松而有节奏的散步，能使大脑皮质处于紧张状态的细胞得到放松，促进血液循环，缓解血管痉挛，促使血压下降，并可减肥、降血脂，减少或延缓动脉粥样硬化的发生，是一剂良好的镇静剂，能直接或间接地起到降低血压的作用。

散步又称为慢走，分为慢速散步、中速散步、快速散步 3 种。

（1）慢速散步：每分钟 60～70 步。

（2）中速散步：每分钟 80～90 步。

（3）快速散步：每分钟 90 步以上，每小时步行 4 千米。对于合并心脏、大脑、肾脏病变的高血压病患者，选择快速散步应慎重。

散步的同时可进行有节奏的摆臂扩胸动作，以增加胸廓活动，调整呼吸。

5　高血压病患者如何进行慢跑运动

慢跑与散步、急行等运动一样，既不需要任何体育设施，又不需要特殊技术指导，因此参加慢跑的老年人越来越多。

慢跑可以减肥，能增强心肺功能，降低血脂，促进血液循环，扩张血管，降低血压，减少高血压病合并心脏、大脑、肾脏病变的发病率。

高血压病患者进行慢跑运动前，应略微减少一些衣裤，等跑热之后再减去一层衣裤，过凉、过热均对病情不利。慢跑之前，应先进行准备活动 3～5 分钟，如先做片刻徒手体操或步行片刻，以使心脏及肌肉、韧带适应一下，再逐渐过渡到慢跑。

慢跑的正确姿势是两手微微握拳，上臂和前臂弯曲成 90° 左右，上身略向前倾，全身肌肉放松，两臂自然前后摆动，两脚落地应轻，一般应前脚掌先落地，并用前脚掌向后蹬地，以产生向上、向前的反作用力，有节奏地向前奔跑。如在泥土地、塑胶跑道上进行慢跑，也可采用全脚掌落地的方法，这样下肢不易疲劳。慢跑时最好用鼻呼吸，当鼻呼吸不能满足需要时，也可口鼻并用，但嘴巴不宜张得过大，可用舌尖顶着上腭，以减少冷空气对气管的刺激。呼吸的频率可因人而异，不可人为地屏气。慢跑结束后，应及时用毛巾擦汗，穿好衣服，若洗浴，则需休息15分钟后再进行。

可根据病情的轻重、血压的高低、体格的好坏、耐力的大小而采用不同的慢跑速度，也可采取慢跑与步行交替的方法，以不喘粗气、不觉难受、不感头昏、能够耐受来掌握慢跑的速度和慢跑的距离。慢跑结束前，应逐渐减慢速度，或改为步行，使生理活动逐渐缓和下来，切忌突然停止、静止不动，以免慢跑时集中在四肢的血液难以很快循环到大脑和心脏，导致心脏、大脑暂时性缺氧而出现头晕、眼花、恶心、呕吐。

 6　高血压病患者如何根据自身情况选择合适的运动疗法

大多数研究表明，体育运动是独立的降压因素。一方面，对中度高血压和临界性高血压患者来说，体育运动可使动脉收缩压和舒张压分别降低10～15 mmHg。另一方面，体育运动对控制体重有重要作用，还有提高机体整体健康水平等优点。因此，体育运动是非药物治疗高血压病的一个重要手段。

运动的方式有两种：一种是耐力性运动或有氧运动，这种运动是影响血流动力学改变的大肌群运动；另一种是无氧运动，如举重等，这种运动只涉及有限的肌肉运动，并不引起血流动力学的改变，降压效果不明显。因此，能用于治疗高血压病的运动是耐力性运动或有氧运动，如步行、跑步、骑自行车、游泳、打太极拳、做广播操等。运动后血压下降的幅度与年龄无关，而与运动量增加的幅度有关。

在选择运动项目和运动量大小方面，应当根据个人的年龄、病情、原来的体力基础状态，以及个人的兴趣、爱好等情况而定。一般来说，运动量不宜过大，以时间较长、节律缓慢而动作松弛的项目最适宜。运动量适中，可使症状改善、血压下降；运动量过大，可使症状加重，引起头晕、不适。激烈运动可诱发心绞痛甚至脑血管意外。对轻度高血压病患者及中青年高血压病患者来说,若无高血压病并发症,其运动的特点是锻炼性的,则可采用慢跑、快跑、游泳、骑自行车等项目;对中度高血压病患者来说,若伴有心脏、大脑、肾脏、血管等靶器官损害,如左心室肥厚、眼底血管轻度硬化等,则可用站位的运动,如做广播操、散步、快步行走等;对重度高血压病患者,或已有明显的心脏、大脑、肾脏、血管并发症(如发生过脑中风、冠心病、心绞痛)者来说,宜采用慢走、按摩等方法。

掌握运动量的指标是患者的感觉及运动时的心率,如无明显的不适感,一般以运动时心率达 100~120 次/分为宜。应先从小运动量开始,逐渐加大运动量,要循序渐进。每一次运动可分 3 个阶段:适应性活动 5~10 分钟,包括屈伸关节、缓慢增加运动量等;正式运动应持续 30 分钟左右;最后放松活动 5~10 分钟,这主要是为了减少运动后的不适感觉。如果不经过放松运动而突然停止运动,大量血液滞留在四肢,导致心脏、大脑和肠道供血不足,就会出现眩晕、心悸、恶心等副作用。高血压病患者的运动频率应不少于每周 3 次,每 2 次运动间隔的时间应不超过 2 天,初开始运动的患者可从每周 1 次做起,逐步达到预定频度。运动疗法必须持之以恒,切不可半途而废。

7 高血压病患者如何进行游泳锻炼

游泳是所有运动项目中对身体各部位的锻炼最为全面的运动之一,是各年龄段人群较为理想的锻炼项目。

游泳是冷水浴、空气浴、日光浴三者合一的运动,与身体健康关系密切。水的导热性比空气大 20 倍,人在 12 ℃的水中停留 4 分钟,就能消耗 100 千卡的热量,相当于在等温的空气中 1 小时消耗的热量。此外,游泳时人在水中承受的压力比在陆地上大 800 多倍。要想在水中前进,就要克服阻力,并消耗能量,从而使心跳加快、心肌收缩力加强、呼吸加深,以达到及时供血、供氧的目的。游泳时水对身体的冲击能起到按摩周身的作用,可加速全身血液循环。皮肤在水中受冷刺激后,血管很快收缩,外围血液迅速进入内脏器官,扩张后流入身体表层,皮肤血管便随之扩张。这样既增强了血管的弹性,又增大了冠状动脉内的血流量。游泳还可加速血液中胆固醇的分解,减少胆固醇在血管壁中的沉积量,对中老年人的动脉粥样硬化及其所造成的高血压、心绞痛、心肌梗死、脑动脉硬化等疾病也可起到良好的辅助治疗作用。

轻度高血压病患者宜选择天气暖和时进行缓慢而放松的游泳运动,这有助于降低血管平滑肌的敏感性。老年患者宜先在水中学会仰体漂浮,然后再慢游 20 ~ 30 米,仰游 30 ~ 40 米,共 2 或 3 次,中途可休息 4 或 5 分钟。

游泳前要做好准备活动,使肌肉、关节活动开,入冷水前要先用冷水擦身,做徒手操、肢体伸展运动等,把参与活动的所有肌肉、关节充分活动开,使肌肉弹性及力量增加,防止运动创伤和意外的发生。如患有严重高血压病、心脏病、肺结核、肺气肿、癫痫等,则不能参加游泳运动。

游泳时水的拍打、振动对身体是一种很好的按摩作用,水的低温是一种自然的冷水浴,水的压力对胸部也是很好的锻炼。游泳时需要全身肌肉、骨骼、关节参与活动,故能增强心、肺、肌肉及骨骼的功能,尤其可增强腰背部肌群的力量,对预防及治疗腰肌劳损、腰背疼痛、坐骨神经痛等有明显疗效。游泳能增强四肢肌力,改善关节功能,改善肺组织弹性,增加膈肌的活动度,从而增强呼吸功能;游泳有明显的改善新陈代谢的作用;游泳能提高机体对外界刺激的抵御能力,从而增强人体的免疫机能。

⟨8⟩ 高血压病患者为何不宜进行冬泳

冬季和初春是高血压病的高发季节。从深秋开始,人的血管就会因外界冷空气的刺激而收缩,使血压有所升高。因此,在冬季,高血压病患者不应进行冬泳。

有关研究机构曾对 36 位冬泳者进行过调查,在他们下水前和上岸后分别进行血压测量。结果发现,所有人冬泳后都表现为血压升高,但程度不同,其中血压升高 14 mmHg 者有 1 人,血压升高 20 ~ 25 mmHg 者有 13 人,血压升高 25 ～ 30 mmHg 者有 19 人,血压升高 30 ～ 40 mmHg 者有 2 人,血压升高 44 mmHg者有 1 人。

也许会有人问,不是有不少高血压病患者冬泳后也没出现过问题吗?

简单地说,人们的血管弹性有差异,其所能承受的压力有所不同,因此在受到同等冷刺激的情况下,有的人会发生危及生命的状况,有的人可因脑血管病发作而留下偏瘫等后遗症,也有的人安然无恙。

绝大多数高血压病患者的年龄偏大,他们的脑血管均有不同程度的硬化,同时也伴有高血脂等症状。因此,高血压病患者应该通过顺应大自然的变化规律来保护自己。

⑨　高血压病患者如何做甩手操

甩手操具有调节神经系统功能的作用,有助于神经细胞从兴奋状态转入抑制状态,使过度兴奋而致功能紊乱的神经细胞恢复正常,对于治疗高血压病、头痛、神经衰弱等有一定的作用。

做甩手操前,身体应站直,两眼平视前方,两脚分开,与肩同宽,两臂自然下垂,掌心向内。做甩手操时,两臂前后或左右来回摆动,前摆时两臂与身体的垂线夹角不超过 60°,后摆时不超过 30°。摆动频率每分钟不宜超过 60 次,每日锻炼 1 或 2 次,每次甩手 100 ～ 500 下。应选择空气新鲜的场所做甩手操;不宜空腹或饭后立即做甩手操。做甩手操时应全身放松,呼吸自然。当做甩手操的过程中发生头晕、两臂酸沉等现象时,应适当减量。

⑩　高血压病患者如何做坐椅健身操

做坐椅健身操会依次进行头部、上肢、腰腹及下肢运动,具有锻炼全身关节和肌肉的作用,能增强肢体肌力和关节的灵活性,同时具有改善神经系统、心血管系统、呼吸系统及消化系统功能的作用。因为此操取坐姿,较之其他体操更简易安全,所以适用于高龄和体弱的高血压病患者。

(1)头部运动:正坐于椅子上,头前屈、后屈、左屈、右屈各 10 次;头向左转至最大限度,还原后再向右转,各转 10 次;头向左绕环 1 周,向右绕环 1 周,各做 10 次。

(2)上肢运动:两臂在胸前平屈,经体前侧举,还原后再侧举,做 15 ~ 20 次;两臂各做向后、向上、向前绕环 15 ~ 20 次,然后换方向各做绕环 15 ~ 20 次;两臂胸前平屈,以脊柱为轴心,向左转至最大限度,还原后再做 1 次,然后向右转动,还原后再做 1 次,如此反复做 15 ~ 20 次。

(3)腰腹运动:上体前屈,同时两臂前伸,触及脚背,胸部贴近大腿,还原,做 15 ~ 20 次。两手重叠,男左手(女右手)在前,紧贴腹部,做顺时针旋转摩擦15 ~ 20 圈,然后做逆时针旋转摩擦 15 ~ 20 圈。

(4)下肢运动:一腿着地,另一腿抬起,小腿向前踢出,脚尖向上,还原,左、右腿各做 10 ~ 15 次;一腿着地,另一腿抬起,并向两侧摆动,还原,左、右腿各做 15 ~ 20 次;原地踏步 100 次。

11 高血压病患者如何做降压操

(1)预备动作:自然坐或站,两眼正视前方,沉肩坠肘,含胸拔背,调息,意存足心,全身肌肉放松,采用鼻吸口呼法呼吸。

(2)按揉太阳穴:以左、右食指紧贴眉梢与外眼角中间向后约 1 寸的太阳穴,从轻到重,顺时针、逆时针各旋揉 16 次,具有疏风、清脑、明目、止头痛的功效。

(3)按摩百会:用左或右掌紧贴百会穴,顺时针、逆时针各旋揉 16 次,具有宁神清脑的功效。

(4)按揉风池:以双手拇指揉按双侧风池穴,从轻到重,顺时针、逆时针方向各揉按 16 次,具有安神、醒脑、除烦的功效。

(5)摩头清脑:两手五指自然分开,用小鱼际从前额向耳后分别以弧线按摩 32 次,具有宁神醒脑、舒筋通络的功效。

(6)擦颈降压:先用左手大鱼际摩擦右颈部胸锁乳突肌 16 次,再换右手摩擦左颈部胸锁乳突肌 16 次,具有宁神止痛的功效。

(7)揉曲降压:用左、右手先后揉按肘关节、屈肘横纹尽处的曲池穴,从轻到重,顺时针、逆时针各揉按 16 次,具有舒筋通络的功效。

(8)按揉内关:先用右手大拇指揉按左内关穴,后用左手按右内关穴,从轻到重,顺时针、逆时针各揉按 16 次,具有舒心宽胸的功效。

(9)导血下行:用左、右手拇指揉按左、右小腿足三里穴,顺时针、逆时针方向各揉按 32 次,具有健脾和胃、安神健脑的功效。

(10)扩胸调气:站立,双手下垂、放松,手握空拳,屈肘提肩,向后扩胸,同时左腿屈膝提起,还原时足落地,如此反复做 16 次,具有舒心、宽胸、理气的功效。

(11)特别提醒:①要掌握动作,认真按摩,每天 2 或 3 遍,持之以恒;②穴位准确,轻重适当,以局部有酸胀感为宜;③早、晚各做 1 次,过饥或过饱时不可立即做降压操。

12　高血压病患者如何做高血压防治操

(1)预备式:直立,两臂自然下垂,两脚分开,与肩同宽。

(2)两臂伸直,经体前缓缓上举至与肩平,掌心向下,同时吸气。然后还原为预备式,同时呼气,重复做 8 次。

(3)两臂屈肘于体侧,掌心向上,右手向前伸出,掌心转向下,再向外做平面划圈,同时右腿呈弓步,然后掌心逐渐转向上,回到预备式。如此左右交替进行 10 次。两臂由体侧举至头上,然后两手缓慢放于头顶百会穴,同时吸气,两手再由百会穴沿头经面部于身体前侧缓缓落下,反复进行 10 次,还原为预备式。

(4)左腿前跨,呈弓步,右腿在后伸直,身体前倾,两臂向前伸直。然后身体后倾,左腿伸直,右腿呈后弓步,两臂向后拉,两肘屈曲,似摇橹。反复做8次。然后右腿前跨,呈弓步,左腿在后伸直,再做摇橹动作。反复8次,还原为预备式。

(5)上体向左侧屈,右臂上提,同时吸气,还原时呼气。然后上体向右侧屈,左臂上提,同时吸气,还原时呼气。交替进行8次。

(6)两臂平举展开,左腿屈曲提起,然后两臂与左腿同时放松,下落成预备式。再两臂平举展开,右腿屈曲提起,然后同时落下。交替做8~10次,还原为预备式。

(7)右足向前跨出一步,身体重心随其前移,左足尖踮起,同时两臂上举,掌心相对,展体吸气,然后还原并呼气。左足向前跨出一步,身体重心随其前移,右足尖踮起,同时两臂上举,掌心相对,展体吸气,然后还原并呼气。交替进行8~10次,还原为预备式。

(8)左、右腿交替屈曲上抬,做原地高抬腿踏步,进行1~2分钟后停止。

⬡13 打太极拳能降血压吗

太极拳作为我国传统的健身运动项目,具有轻松、自然、舒展、柔和的特点,内功与外功相结合,练拳时要求意念锻炼、呼吸锻炼和肢体活动三者紧密结合。太极拳根据拳式特点和风格的不同可分为杨式太极拳、陈式太极拳、吴式太极拳、武式太极拳、孙式太极拳和简化太极拳6类。不同流派太极拳的招式、风格和特点各有不同。其中以简化太极拳(24式)最为流行。太极拳具有动静交融、上下相随、内外协调、神形相济、连绵不断,身步自然运转的特点。动为阳,静为阴,动静交融,能使体内阴阳协调,相互增长。上下相随,内外协调,能使人体各种脏器、各种组织协调,不会出现偏盛或偏衰的情况,有益于身心健康。体力较好者可打全套简化太极拳,体力较差者可分节练习。患者自己可以选用个别动作,反复练习,效果也会很好。

太极拳疗法动作稳定、姿势放松、运动量适中,因此适合1级、2级高血压患者,以及高血压病合并冠心病的患者采用。

打太极拳的过程中,应做到"意、气、形"三者合一。太极拳疗法可使肌肉放松、血液循环加快、心脏负担减轻、心脏功能增强、血管松弛,从而促使血压下降。因此,太极拳疗法在高血压病的自我治疗中占有重要地位。有研究证实,高血压病患者打完一套太极拳之后,收缩压可以下降 10 ~ 15 mmHg。还有学者对药物治疗 4 周后舒张压仍然高于 92 mmHg 的 42 例高血压病患者,在药物治疗后血压相对稳定的基础上,进行太极拳锻炼 1 年的研究,结果发现患者头昏、头痛等自觉症状明显改善者达 80%。

14 高血压病患者打健身球要注意什么

(1)**运动方式**:要求体力消耗不大,动作简单易学、缓慢、有节奏,体位变化不复杂,不过分低头、弯腰,但全身又能得到活动,如打太极拳、练气功、进行散步、进行慢跑、做体操、打乒乓球、打羽毛球等。练习动作需缓慢、柔和、有节律感,负荷量以 110 ~ 120 次/分为宜。禁忌选做使劲憋气、紧张用力、大体位转动、低头弯腰等练习。

(2)**运动量**:运动量过少达不到预期目的,运动量过大又易使血压升高,甚至发生不良反应。确定适宜的运动量的方法是根据患者的年龄,用公式计算运动时需要达到的心率,即:220 − 年龄 = 最大心率。为安全起见,用最大心率的 70% 以下作为运动量的指标。如一位年龄为 60 岁的高血压病患者,其运动量为 70% × (220 − 60) = 112,即运动后以每分钟心率不超过 112 次为宜。同时需结合患者平时的心率、运动时的血压变化和患者的自觉症状等来选择运动量。锻炼要持之以恒,每天早、晚各 1 次(可选做部分项目),每次 30 ~ 40 分钟。

(3)**运动时间**:有采用每周 3 次,每次 1 小时的,也有每日定时运动的。例如,采用定时散步,坚持每日 1 次,每次 30 ~ 60 分钟,就是安全有效、方便易行的方法,这种方法无须专门设备,对老年高血压病患者尤为适宜。

（4）应循序渐进、量力而行：开始时运动量少一些，逐步增加，以不过度疲劳为宜，并要长期坚持。

（5）注意适度：生命在于运动，老年人进行运动对健康长寿是有益的，高血压性心脏病患者同样可以进行适当的运动。高血压病一般进程缓慢，但长期血压升高会增加左心室的负担，有可能引起高血压性心脏病。患高血压性心脏病的老年人如有心力衰竭、严重心律失常、频发心绞痛、急性心肌梗死、晚期高血压、肾功能衰竭、脑出血或眼底出血等严重情况时，不宜进行运动，以免发生猝死。

中老年人高血压病的发病率相当高，高血压病的并发症（如脑卒中、心绞痛、心力衰竭、心肌损害、肾功能不全等）严重危害人们的健康，防治高血压病需要受到人们普遍的重视。运动可通过保持大脑皮质和血管舒缩中枢的正常功能、调节自主神经和交感神经的平衡、改善血管弹性等作用，有效地防治高血压。运动可以说是高血压病的一种预防性的、针对病因的治疗措施，对1级、2级高血压患者来说，常能收到满意的效果。

第五章
心理调适防治高血压病

1 高血压病患者怎样调节心理平衡

　　心理因素、个体因素与环境压力等常使患者采取不健康的生活方式,而不健康的生活方式与高血压病及心血管疾病的危险性增高有关。血压升高肯定与心理因素有关。心理因素包括情绪变化、精神紧张等。我国传统医学将"七情内伤"视为一些疾病的病因。国外一些研究长寿的学者指出:"一切对人不利的影响中,最能使人死亡的要算是情绪不佳和心境恶劣。"情绪变化或受精神刺激引起血压上升的观点,已被普遍接受。高血压病患者对刺激所产生的反应在幅度和持续时间方面,均较血压正常者强烈。因此,高血压病患者的情绪变化常常导致血压出现持续升高与较大的波动。在实际工作中经常见到一些患者,由于情绪激动、心理不平衡,使药物治疗不能达到预期的效果,即使血压被控制到正常范围,也可能由于一场"雷霆之怒"使血压骤升,甚至导致脑中风或死亡。

　　高血压病患者应正确对待人生和疾病,坚定正向的人生信念,心胸开阔,乐观豁达,确立对疾病的正确态度,即"不要担心,但要当心",加强保健意识,理智地调控好心理状态,遇事要"拎得起、放得下、想得开"。这样将会起到积极的化解作用,减轻和克服负面情绪的不良影响,以及异常的心理－生理反应。

高血压病患者要学会各种调整心理活动和稳定情绪的方法,实事求是地认识和处理心理社会事件,尽量设法克服各种负面情绪,如不切实际的争强好胜心和过分消极的失落感、自卑感,尽量保持乐观、豁达的心态,同时还应学习和掌握一些高血压病防治的知识,正确认识和对待高血压病,高血压病目前虽然难以根治,但只要采取正确的对策和有效的措施,它是可防、可治的。高血压病患者不必过分担心,"既来之,则安之",应克服因疾病引起的不良心理因素,切实加强对生活方式的调整和坚持合理用药。高血压病患者应当学会科学、合理地安排自己的工作和生活,做到劳逸结合、起居有常,既保持有节奏的生活,又保证有足够的睡眠和休息,尽量参加一些力所能及的社会活动,置身于集体之中,培养多样的兴趣、爱好,使生活更充实。

负面情绪宜疏不宜堵。高血压病患者在遇到不顺心的事时,不要耿耿于怀、生闷气,自己能化解最好,实在化解不开,找个适当的场合,向可信赖的人倾诉一下,"一吐为快"有益于健康。陶冶美好的道德情操、保持和谐的人际关系、安排丰富的休闲生活及坚持放松心身的锻炼是心理保健的良方,也是防治心身疾病的有效措施。

② 高血压病患者如何进行精神调养

（1）避免增加心理负担:部分高血压病患者发现血压升高后,思想负担很重,情绪极不稳定,终日忧心忡忡,结果使血压继续升高,病情加重;有的患者会出现消极沮丧、失去信心的不良心理,觉得自己给家庭和社会带来了负担,成为"包袱",不愿按时服药,不肯在食疗、体疗等方面进行配合,等待"最后的归宿";也有的患者因一时血压下降得不理想,对治疗失去信心,变得焦躁不安。虽然高血压病的治疗目前尚缺乏治本的方法,需要长期作战,但高血压病患者若能避免增加心理负担,改变生活方式,进行自我安慰,同时家人多给予心理支持和生活上的体贴,则是可以控制病情的,也是可以减少并发症的发生率的。

(2)注意保持心境平和、情绪乐观:人在紧张、忧愁、愤怒、悲伤、惊慌、恐惧、激动、痛苦、嫉妒的时候,可出现心慌、气急和血压升高,甚至可使脑血管痉挛或破裂而致脑卒中或死亡。因此,高血压病又被称为心身疾病。患高血压病后,除了进行药物治疗外,保持心境平和、情绪乐观也十分重要。遇到不满意的人和事,要进行"冷处理",避免正面冲突,遇事要想得开,切忌生闷气或发脾气,还应培养多种兴趣,多参加一些公益活动及文娱体育活动,做到笑口常开、乐观松弛。

(3)纠正猜疑心理:有的高血压病患者一旦确诊高血压病后,便把注意力集中在疾病上,稍有不适便神经过敏,猜疑血压是否上升了,是否发生并发症了,终日忧心忡忡;有的患者看了一些有关高血压病的科普读物或报刊上的科普文章,便把自己的个别症状及身体不适进行"对号入座",怀疑自己问题加重或百病丛生,对医生的解释听不进去,有时总是希望医生说自己病情严重,有点头晕、头痛,便怀疑有脑卒中的危险,有点肢体麻木,便断定是脑卒中先兆。疑虑越多,血压反而升高,病情反而加重,终日心烦意乱,无所适从。有的患者因为猜疑过多,对治疗失去信心,往往借酒消愁,借烟解闷,使原来不太高的血压骤然升高,导致病情日趋加重。因此,建议高血压病患者培养多种兴趣、爱好,转移对疾病的注意力,以逐步把血压降至正常范围或接近正常范围。

(4)要学会放松精神:①呼吸锻炼,呼吸要求柔和、平缓、无声,连续几次能使心情恢复平静;②静思,方法是静坐在一个舒适的位置,闭上眼睛,尽量放松所有的肌肉,从脚开始,逐步向上直至面部,保持肌肉高度松弛,默默聆听自己的呼吸声,数数或想象坐在阳光明媚的海滨或一望无际的大草原上。

3 白大衣性高血压是否需要治疗

有些人在看到穿白大衣的医生、护士时会不由自主地产生紧张、焦虑情绪，从而使血压升高，一般收缩压比平常高 20 mmHg 左右，舒张压比平常高 10 mmHg，如达到高血压标准（≥140/90 mmHg），则称为"白大衣性高血压"。

白大衣性高血压只是暂时的反应性血压升高，其实际血压平时处于正常水平，因此它属于假性高血压。现代人生活节奏快，工作繁忙，在压力因素的刺激下，容易出现血压一过性升高的情况。通过 24 小时动态血压监测可以鉴别白大衣性高血压和高血压病，从而确定血压升高是否是一过性的。

据统计，假性高血压占高血压的 10% ~25% 。因为一天内持续较长时间的高血压才会对心脏、大脑、肾脏等重要脏器产生危害，所以对白大衣性高血压无须进行药物治疗。有研究提出，易出现白大衣性高血压的这类人群较易受环境的影响，他们常处于紧张、焦虑等不良环境刺激当中，日后患高血压病的概率比其他人高出 2 倍。这说明白大衣性高血压虽然是一种假性高血压，但随着时间的推移、年龄的增加，很可能发展成为高血压病，因此对这类人群来说，应该积极进行生活和心理等方面的调整，定期进行血压监测。

4 高血压病患者为什么要重视进行心理咨询

医学中的许多问题，如疾病发生、诊断、治疗和预防等，都与心理因素有关。人类高血压病的发病机制十分复杂。有忧虑、恐惧、愤怒、敌视情绪的人，容易发展成为高血压病。职业上高度紧张的人，如机场调度员、消防队员，罹患高血压病的较多。这说明心理因素在高血压病的发病中有一定的作用，但心理因素本身并不能直接导致高血压病，高血压病是由多因素共同造成的。从人体特征来看，高血压病患者往往是有雄心壮志、争强好胜的人，有的较为固执、过分耿直，有的则多疑敏感。血压与一个人的适应能力有关。

一般来说,对社会环境的迅速变化在心理上适应良好者,血压不易随社会环境的变化而波动;而适应不良者,血压很容易随社会环境的变化而波动。以服药为例,医生开药方并告诉患者如何服用,这是在医疗中医生方面的行为;而患者如何理解医生的意图,如何服药,则是患者方面的行为。心理学家曾做过研究分析,发现有 1/3 ~ 1/2 的患者,对医生的要求打了折扣,有的甚至不遵医嘱,各行其是。以上情况说明,社会心理因素是高血压病防治中的一个不容忽视的问题。

在高血压病治疗的过程中,如果没有患者积极有效的配合,不管医生的医学水平有多高,药方开得有多好,疗效也难免会事倍功半,最终真正的受害者还是患者本身。因此,高血压病患者的心理咨询不仅是必要的,而且是很重要的。

5 心理疗法如何治疗高血压病

心理疗法指应用心理学的方法,通过语言的引导,情感的支持、鼓励,或暗示、启发等手段,对患者进行心理上的教育和治疗,以稳定情绪、改善症状、适应环境、促进全面康复为目的的一种治疗方法。心理疗法对高血压病患者的康复保健具有重要的促进作用,其具体应用包括以下几方面。

(1)心理咨询:一般由经验丰富的心理学医生或内科医生进行。许多高血压病患者的发病都与情志刺激、精神紧张、情绪焦虑等有密切关系,心理咨询工作者可针对患者的情绪不稳、心理障碍,提供心理学方面的指导,启发与引导患者克服由情绪因素和精神紧张引起的大脑皮质的兴奋、抑制情志失调。

(2)支持性心理疗法:医务人员和高血压病患者的亲属、朋友,应对高血压病患者表示关心,给予安慰、帮助和同情,为患者创造友好、和谐与轻松的社会环境,这对于高血压病患者的心理治疗是重要的。

(3)放松疗法:利用渐进的身心放松疗法、音乐疗法、生物反馈疗法及气功、太极拳等对高血压病患者进行治疗,或组织其观看轻松、愉快及喜剧性强的文艺演出,解除其精神上的压力,缓和精神上的紧张,克服情绪上的波动,以加强康复效果。在有条件的情况下,还可组织患者到海滨、山区或其他安静的风景区短期休假和疗养,这对于长期处于紧张、精神压力大的工作环境中的患者来说,往往是有效的。

 6 **高血压病患者如何使用音乐疗法**

音乐疗法指通过本人唱歌、演奏乐器或欣赏乐曲,达到治病效果的一种治疗方法。相关的神经生理学研究提示,音乐能通过其旋律、节奏、声调、音色等方面对人体产生的各种效应,来调节心血管系统、神经系统等方面的生理、心理功能,中速演奏的舒缓、安静的音乐可使上升的血压下降,紧张的神经放松,可改善大脑皮质的功能,调整烦躁的情绪。这些均与音乐疗法降压的原理有关。音乐疗法降压的原理还有很多未知因素,相信随着医学的深入研究,会逐步得到进一步阐明。

音乐疗法的运用方式分为以下两类。①主动表达法:通过患者亲自从事唱歌、演奏乐器等音乐活动来治疗疾病。②被动接受法:患者通过倾听、欣赏有选择性的音乐来达到治疗效果。

从音乐欣赏的角度来讲,音乐作品可以分为声乐、器乐、戏剧音乐 3 类。

从音乐作品的创作年代、内容性质及风格特点来讲,音乐作品可分为古典音乐、现代音乐和流行音乐 3 类。

音乐疗法可以采用在病房集体欣赏的形式进行,但更多的患者喜欢在家中接受音乐疗法,家用设备的普及,为高血压病患者开展家庭音乐疗法提供了方便。患者可戴上耳机,放低音量,取静坐或静卧姿势,在无干扰的安静环境中听赏、品味。每天接受音乐疗法的时间可因人而宜,一般是每天 2 或 3 次,每次 30~60 分钟。

对音乐疗法的乐曲应辨证挑选。肝火上炎型、肝阳上亢型的高血压病患者,可选择安静的乐曲,如勃拉姆斯的《摇篮曲》、德彪西的《月光》、圣桑的

《天鹅》、海顿的《小夜曲》，我国民族乐曲《渔舟唱晚》《平湖秋月》《汉宫秋月》等，因这类乐曲旋律优美抒情，简洁流畅，清淡典雅，节奏平稳，悠缓动听，宽广柔慢，速度徐缓，音色柔和、舒展或略带深沉，风格幽静、安详，经常倾听，故有明显的降压功效。

肝风内动型高血压病患者可选择的乐曲基本上与肝火上炎型、肝阳上亢型高血压病患者的相同。

痰浊内蕴型高血压病患者可欣赏《花好月圆》《喜洋洋》《鲜花调》《雨打芭蕉》《江河水》《满庭芳》等民族乐曲，这类乐曲旋律酣畅、节奏明快，能愉悦心情、解郁化痰、疏肝降压。

肝肾阴虚型高血压病患者可选择《梅花三弄》《二泉映月》《流水》《渔舟唱晚》《牧歌》《姑苏行》等传统乐曲，这类乐曲旋律清柔、节奏悠缓，能醒脑定眩、振奋精神、补益降压。

阴阳两虚型高血压病患者可选择《百鸟朝凤》《空山鸟语》《鹧鸪飞》《听松》《春江花月夜》《阳关三叠》《平沙落雁》等古典乐曲，这类乐曲旋律轻柔、细腻、秀丽、婉约、流畅，能调节神经、双补阴阳、降低血压。

各型高血压病患者忌听高亢激烈的兴奋性乐曲。

⑦ 高血压病患者如何使用舞蹈疗法

舞蹈疗法指通过本人从事舞蹈活动来达到治病效果的一种治疗方法。舞蹈时常有音乐伴奏，因此舞蹈疗法常与音乐疗法配合进行。

舞蹈起源于劳动，是人类最早的艺术表达形式之一。我国的民间舞蹈，历史悠久，远古时代便被视为防病治病的手段。《吕氏春秋·古乐》中便有"阴康氏舞"的记载。至金元时代，舞蹈被作为一种专门性的治疗方法。近几年来，舞蹈已被人民群众当作一种新颖的运动疗法，在城市和农村，跳秧歌舞、红绸舞、腰鼓舞、扇子舞的老年人成群结队，组织庞大；跳交谊舞、华尔兹的中老年人更是活跃在各个舞场。健康的人在跳，体弱有病的人也在跳，舞蹈疗法的防病治病功效已在实践中为人民群众所认可。

舞蹈疗法不仅能直接通畅气血、舒筋活络、滑利关节，而且可以使高血压病患者情绪安定、心情舒畅，缓解工作和生活中的紧张、焦虑和激动情绪，使中枢神经系统、血管运动中枢的功能失调得以缓解，使高血压病患者全身处于紧张状态的小动脉得以舒张，从而有利于血压下降。

优美的舞蹈动作、鲜明欢快的音乐伴奏，是表达思想、抒发情感、宣泄郁闷的好形式，可令人心旷神怡、气血流畅，使血管的反应性得到改善，进而引起外周血管的扩张和血压下降。

舞蹈疗法的运用方式分为以下两类。①主动表达式：即由患者亲自从事舞蹈活动来治疗疾病。②被动接受式：即观赏舞蹈艺术。

从舞蹈的形式、内容、特征的角度来讲，舞蹈可分为民间舞蹈、现代舞蹈、古典舞蹈 3 类。

（1）民间舞蹈：指在人民群众中广为流传，具有民族风格和地方特色的传统舞蹈形式。我国有 56 个民族，各民族的民间舞蹈形式多样，风格各异，以汉族为例，目前广泛流传的民间舞蹈有秧歌舞、红绸舞、腰鼓舞、扇子舞等几种，且在原有的基础上，编排又有所创新，能够满足中老年高血压病患者的健身需求。

（2）现代舞蹈：指以自然的舞蹈动作自由地表现思想感情和生活意义的舞蹈。它集舞蹈、音乐、体育锻炼为一体，为中老年人十分喜爱的一种健身活动。目前广为流传的现代舞蹈有慢四步交谊舞、慢三步交谊舞、小伦巴舞、中老年迪斯科等。

（3）古典舞蹈：为古典风格的传统舞蹈，它具有整套的规范性技术和严谨的程式，因此作为治病疗法在人民群众中尚未被普遍接受。我国古典舞蹈《敦煌彩塑》《仿唐乐舞》《丝路花雨》等，由于表演时眼、手、身、法、步的配合十分紧密，若能学习、表演一两个节目，则对艺术观赏和健身治病均有很高的价值。

以上 3 种舞蹈均适合 1 级、2 级高血压患者根据个人的兴趣和条件进行选择，均可作为一种体育运动疗法和精神运动疗法而用来调理身心、养生治病、防治高血压病。

高血压病患者进行舞蹈疗法，一是要控制时间，以每天 1 ~ 3 次，每次 30 ~ 60 分钟为宜；二是运动量不宜过大，注意循序渐进，量力而行，否则易导致血压上升；三是年老体弱的高血压病患者不宜选用动作过大、动作过多、节奏过强的舞蹈。

 高血压病患者如何使用书画疗法

书画疗法指通过练习或欣赏书法、绘画来达到治病目的的一种治疗方法。

书画（尤其是中国传统书法与绘画）是感情的有形表达，可以用来抒情达意，逸志舒心，调节人体的情志活动，古人在这方面早有详细的认识与见解。通过书画疗法，既可调治身心、养生康复，又可陶冶情操、延年益寿。因此，书画疗法对高血压病等心脑血管疾病有较好的辅助治疗作用。

书画疗法的养生治病作用是多方面的。至于书画疗法的降压机制，主要与书画疗法可以调节情绪、疏肝理气、平肝潜阳有密切关系。当人们挥毫时或潜心欣赏书画时，尘念逐渐减少，杂念逐渐排除，达到"精神内守，恬淡虚无"的心境，因而可以"真气从之""形劳而不倦""心安而不惧"，可使郁结的肝气得以疏解、上亢的肝阳得以下降、上升的血压得以降低。有学者以血压为指标，将经常练习书画者与初学书画者进行对照观察，结果发现两组患者的血压均有不同程度的下降，其中经常练习书画者血压下降的程度明显优于初学书画者的。

书画疗法的运用方式分为以下两类：①书画练习；②书画欣赏。从具体的内容和形式讲，书画疗法可分为以下两类。

（1）书法：指运用毛笔来书写楷书、草书、行书、篆书、隶书等字体的一种艺术。用毛笔书写的书法称传统的软笔书法；用钢笔、圆珠笔等工具书写的书法称为硬笔书法。

（2）绘画：主要指中国传统的绘画艺术——中国画，其中包括人物画、山水画、花卉画、禽兽画、虫鱼画等类别。

以上两类形式和内容均适合 1 级、2 级高血压患者练习,大家可根据个人爱好和条件进行选择。

高血压病患者进行书画疗法没有严格的禁忌证,需要注意的是,每次练习书画的时间不宜过长,每次时间以 30 ~ 60 分钟为宜,不宜操之过急;在运笔写字、绘画时,宜"意守笔端""凝神点画",尽量心神安定,切忌"心猿意马";高血压病患者的书画疗法需长年坚持,方可见效。

9 高血压病患者如何使用花卉疗法

花卉疗法指通过栽养花卉、欣赏花齐、鼻闻花香、品尝花卉等来达到治病目的的一种治疗方法。

在庭院、居室内种花养草,可以美化家庭环境,增添生活乐趣,有利于身心健康。古人对花卉疗法十分重视。《老者恒言》一书中说:"院中植花数十盆,不求各种异卉,四时不绝更佳……玩其生意,伺其开落,悦目赏心,无过于是。"花卉入肴食疗的历史也很悠久,药用的时间更为长久,古人在花卉的食用与药用方面积累了丰富的经验,留下了大量的验方。因为花卉疗法适合家庭运用,所以至今仍受到人民群众的欢迎。

首先,千姿百态、五彩缤纷的花卉可以调节情绪,解除郁闷、紧张的心情,尤其是青、绿、紫、蓝等冷色,可使高血压病患者得到安定、镇静的抚慰,并能平肝潜阳,促使血压下降。

其次,工作之暇,动手栽栽花、松松土、浇浇水,可以活络筋骨、消除疲劳、松弛神经、陶冶情操。对高血压病患者来说,养花正是活动量适中的劳动锻炼,有利于保持血压的稳定。

最后,花卉的芳香可给人们带来喜悦怡人的感觉,漫步在鲜花之中,会令人精神舒畅、耳目清新、疲乏顿消,有利于使血压下降;花卉的香味中含有既能净化空气,又能杀菌灭毒的物质——芳香油,芳香油可通过感官调畅血脉、松弛神经,促使血压下降。

花卉疗法的运用方式,按内容和形式的不同可分为以下几种。

(1)在庭院、卧室、阳台及房前屋后栽种花卉,松土浇水,每天早、晚各1次,每次不超过30分钟。

(2)观赏青绿植物和各类花卉,或在花丛中散步、静坐,每天2次,每次15分钟。

(3)品尝花卉菜肴,饮用花卉茶。

(4)睡菊花枕等花卉枕头。

(5)服用花卉药膳方。

花卉疗法仅可作为1级、2级高血压患者的辅助治疗方法,同时需与其他治疗方法配合运用。

花为植株之精华,所含的养分比茎、叶多许多倍,不仅菜肴色艳,清香味美,而且有良好的养生治病作用,其中的菊花、枸杞、牡丹、向日葵、六月雪、美人蕉、荷叶等花卉,食用或药用均有显著的降压作用。另外,需要注意的是,夹竹桃、曼陀罗、虞美人等花卉带有毒性,不能服食。

10 调整心理平衡能预防高血压病吗

许多研究表明,在所有的保健措施中,心理平衡是最关键的一项。神经免疫学研究指出,良好的心境可使机体免疫功能处于最佳状态,这对抵抗病毒、细菌及肿瘤来说至关重要。

突然的心理应激可造成心动过速、血压升高、外周血管收缩、心律失常,直至室颤、猝死,这在临床上已屡见不鲜。即使是慢性心理压力,如工作负担过重、人际关系不和谐等,也能通过促使血液黏稠度增高或血胆固醇浓度、血糖浓度升高而对心血管系统造成不利影响。因此,高血压病患者更应心胸开阔,避免产生紧张、急躁、焦虑等不良情绪。

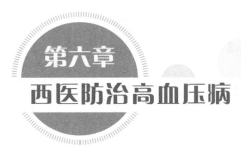

第六章
西医防治高血压病

1 高血压病的治疗原则是什么

每个高血压病患者的年龄、病变性质、病变严重程度各不相同,有的患者甚至还有其他严重的并发症,因此,治疗方案也必然不尽相同。也就是说,治疗高血压病不会有一个固定的模式,而只能有下列的一些基本原则。

(1)将血压控制在一个适当的水平,消除高血压病带来的种种不适感,保证患者的生活质量。

(2)尽量减少高血压病对心脏、大脑、肾脏等重要器官的损害,并且逆转已经形成的损害。事实证明,高血压病患者经过降压治疗后,心脏、大脑、肾脏的并发症明显减少,而对已有的并发症进行治疗,又可明显延长患者的生命。

(3)在降压治疗的同时,要防治引起心脑血管并发症的其他危险因素,如左心室肥厚、高脂血症、糖尿病、高胰岛素血症、胰岛素抵抗和肥胖等。

(4)治疗方案应尽量简便,容易被患者接受,能够坚持长期治疗。

(5)坚持治疗方法个体化的原则,要针对每个患者的具体情况,做出治疗方案。无论是药物治疗,还是非药物治疗,均应如此。

（6）提倡有病早治，无病早防，强调医生与患者要密切配合。

② 如何对高血压病患者进行分级治疗

对患 1 级高血压后症状不明显者，应先采取非药物治疗措施，如控制体重、限制钠盐摄入、做医疗体操、打太极拳、练气功等。若短期内无效，则应开始用抗高血压药物治疗；若舒张压下降至 90 mmHg 以下，或收缩压下降至 140 mmHg 以下，并保持这一水平，则可继续进行非药物治疗。在此期间，可根据血压波动情况，决定是否开始进行药物治疗。若伴有其他心脑血管危险因素，如合并高脂血症、糖尿病、冠心病，或家族史中有心脑血管病史者，则需要进行药物治疗。中草药和针灸均有协同降压作用。

对 2 级、3 级高血压患者来说，血压常持久而稳定地升高，且伴有心脏、大脑、肾脏损害，在非药物治疗的基础上，必须立即进行药物治疗，使血压下降至 140/90 mmHg 以下。在选择药物时，应考虑有利于保护和恢复已有损害的脏器的功能，解除其他对心脑血管有害的因素。这样就有利于降低心脑血管疾病的发生率和死亡率。

对 2 级、3 级高血压患者来说，在选择药物治疗时，应注意因人而异，根据患者的具体情况，如年龄、病史、血压水平、靶器官损害程度、心脑血管病的危险因素、既往药物治疗情况，以及有无合并症等综合考虑。例如，对老年人来说，宜选用钙离子拮抗剂；对年轻人（特别是心率快、脉压大的高动力状态者）来说，宜首选 β 受体阻滞剂；对合并心衰者来说，宜首选血管紧张素转换酶抑制剂。

总之，高血压病患者应在心脑血管病专科医生的指导下，接受科学的药物治疗。

3　选用降压药物的原则是什么

（1）应用降压药物治疗原发性高血压需长期服药。因此，宜选用降压作用明显、个体化的长效药物。

（2）用降压药一般从小剂量开始，逐渐增加剂量，达到降压目的后，可改用维持量，以巩固疗效，尽可能用最小的维持量，以减轻副作用。

（3）使用可引起明显体位性低血压的降压药物时，应向患者说明，从坐位起立或从平卧位起立时，动作应尽量缓慢，特别是夜间起床小便时更要注意，以免因血压突然降低引起昏厥而发生意外。

（4）对 1 级高血压患者，先选用单一药物，若效果不满意，则应尽早联合用药。

（5）临床上常联合应用几种降压药物治疗，其优点包括：药物的协同作用可提高疗效；几种药物共同发挥作用，可减少各药的单剂量，减少每种药物的副作用，或使一些副作用互相抵消，使血压下降较为平稳。最常用的方案是钙离子拮抗剂与血管紧张素转换酶抑制剂联合。

（6）对 2 级、3 级高血压患者和 1 级高血压高危患者来说，开始治疗时即可联合用药，以尽早保护心脏、大脑、肾脏的功能。

（7）对血压已多年显著增高的患者，不宜使血压下降得过快、过多，若血压下降得过快、过多，患者往往因不能适应较低或正常水平的血压而感到不适，且有导致心脏、大脑、肾脏血液供应不足而引起心脑血管意外、冠状动脉血栓形成、肾功能不全等可能。发生高血压危象或高血压脑病时，要采用紧急降压措施。

近年来，临床上多选用钙离子拮抗剂作为高血压病的首选药。钙离子拮抗剂对伴有冠心病稳定型心绞痛者尤为适宜，对有传导阻滞、心动过缓者亦甚安全。临床上还可选用血管紧张素转换酶抑制剂。血管紧张素转换酶抑制剂对伴有心功能欠佳者效果更好。对血压过高者上述两药可同时应用。

近年来的相关研究证明,血管紧张素转换酶抑制剂有逆转由高血压病引起的左心室肥厚的作用,故特别适合高血压病合并心脏病的患者。对有心动过速者可选用 β 受体阻滞剂。尤其对心肌梗死后伴有高血压病、心动过速或期前收缩者来说,β 受体阻滞剂可能有预防猝死的作用。对持久血压不易下降者来说,有时需同时应用上述三药,应用时应从小剂量开始,并经常随访血压。

④ 什么是高血压病的阶梯疗法

高血压病的阶梯疗法是 WHO 提倡的、临床治疗高血压病的一种用药方法,即从小剂量的单一药物开始,逐渐增加用药剂量,若足量后仍未能充分控制血压在正常范围,则加用第二种药物或更多的药物联合治疗,最终使血压控制在正常范围。这种方法犹如上阶梯一样,一步步地加用或换用药物。开始治疗时所选择的单一药物,称为第一阶梯,以后类推。

第一阶梯药物通常选用利尿剂或 β 受体阻滞剂。第二阶梯药物以及更高阶梯药物,都是以利尿剂及 β 受体阻滞剂为主。因为利尿剂及 β 受体阻滞剂具有副作用,所以当新型降压药物(如钙离子拮抗剂及血管紧张素转换酶抑制剂)问世后,就被 WHO 推荐为新的第一阶梯药物。在新的阶梯疗法中,可选用利尿剂、β 受体阻滞剂、钙离子拮抗剂和血管紧张素转换酶抑制剂中的任何一种,其他药物(如哌唑嗪、甲基多巴、可乐定)等也可作为第一阶梯药物使用,具体需要结合患者的病情进行选用。

当第一阶梯药物应用 1 ~ 3 个月仍然未达到预期的治疗目的时,可进入第二阶梯治疗阶段。第二阶梯用药是在第一阶梯的单药基础上,加用或换用第一阶梯药物中的另外 1 或 2 种药物,即两种药物联合应用。联合用药比单药加大剂量效果好。许多降压药物副作用的出现,与使用剂量的大小有关,减少剂量联合用药的副作用比大剂量单独使用某一种降压药时的副作用要小得多。联合用药在起到各自的降压作用的同时,可抵消各自的不良反应。如利尿剂和血管扩张剂的继发性交感神经活性增高作用可被 β 受体阻滞剂对抗;血管扩张剂的水钠潴留作用可被利尿剂抑制;β受体阻滞剂可对抗血管扩张剂引起的反射性兴奋心脏的不良后果。

第二阶梯疗法常用的组合方式为利尿剂＋β受体阻滞剂、利尿剂＋钙离子拮抗剂、钙离子拮抗剂＋β受体阻滞剂、钙离子拮抗剂＋血管紧张素转换酶抑制剂、钙离子拮抗剂＋血管紧张素Ⅱ受体阻滞剂。

第三阶梯疗法常用组合方式为利尿剂＋钙离子拮抗剂＋β受体阻滞剂、利尿剂＋β受体阻滞剂＋血管紧张素转换酶抑制剂、利尿剂＋钙离子拮抗剂＋血管紧张素转换酶抑制剂、钙离子拮抗剂＋血管紧张素转换酶抑制剂＋血管紧张素Ⅱ受体阻滞剂。

需要采用第四阶梯治疗的高血压病,通常为重度高血压、顽固性高血压病。对此类患者,常需要在第三阶梯药物的基础上,再加上呱乙啶、米诺地尔等药物。

高血压病患者按照阶梯疗法治疗后,血压下降到预计水平(即第一步≤140/90 mmHg,第二步≤135/85 mmHg,第三步≤130/80 mmHg)后,可以试行"下阶梯"疗法,即根据患者的血压情况,在不同季节和危险因素情况下,减少用药品种和用药剂量,从而减轻和消除副作用,达到长期用药的目的,进一步预防高血压病并发症的发生和发展,减少病残率和死亡率,提高患者的生活质量。

⑤ 常用的降压药物有哪些

高血压病发病率很高,药物治疗可防止其从1级、2级高血压发展成3级高血压,以降低脑卒中和充血性心力衰竭的发生率,防止或逆转左心室肥厚。自从第一种抗高血压药——神经节阻滞药问世以来,许多新的降压药物相继被合成。目前,用于临床的降压药已有百余种。其中全世界公认的降压药有6大类。

(1)利尿剂:较多用的是氢氯噻嗪,其次是呋塞米。它们主要通过抑制肾脏的肾小管对水和钠的重吸收,减少血容量,使血压下降。因为它们同时有排钠和排钾的作用,所以使用时要注意防止发生低钾血症和高尿酸血症。此外,保钾利尿剂,如阿米洛利、螺内酯等,有升高血钾的作用。因此,医生常合用保钾利尿剂与排钾利尿剂,以防止低血钾的发生。目前认为,利尿剂是最有价值的降压药之一,利尿剂的许多副作用(如低钾、糖耐量降低、室性早搏和阳痿等)多见于大剂量使用时。应小剂量使用利尿剂,从而减少不良反应。临床观察认为,长期服利尿剂对治疗老年高血压病效果很好,可预防老年人中风、心脏并发症的发生,在这方面效果优于其他降压药。因此,特别推荐将利尿剂用于治疗老年收缩期高血压病。

(2)**β受体阻滞剂**:通过抑制β受体,使心率减慢、心肌收缩力降低,从而减少心输出量而降压。常用的β受体阻滞剂有美托洛尔、阿替洛尔、普萘洛尔等。β受体阻滞剂适用于高血压病伴心动过速、冠心病、心绞痛、心肌梗死的患者。目前认为,β受体阻滞剂是一类安全、价廉和有效的药物,可作为单一药物治疗或与利尿剂、钙离子拮抗剂和α受体阻滞剂联合应用。以前临床上认为心衰是使用β受体阻滞剂的明确禁忌证,但现有证据表明,若从极小剂量开始应用β受体阻滞剂,则可对一些心衰患者产生好的效果。对有心动过缓、房室传导阻滞者,或已有高脂血症、高尿酸血症、哮喘和慢性阻塞性肺疾病者来说,应禁用β受体阻滞剂。

(3)**血管紧张素转换酶抑制剂**:通过抑制转换酶,使血管扩张而降压。血管紧张素转换酶抑制剂能安全、有效地降低血压(尤其能降低心衰患者的病残率和死亡率,对冠心病起着有益的作用),还能减少尿蛋白含量,改善肾功能,逆转心室肥厚和血管壁肥厚,改善高胰岛素血症。血管紧张素转换酶抑制剂主要的不良反应是干咳,最严重的不良反应是极为罕见、可能致死的血管性水肿。常用的短效血管紧张素转换酶抑制剂有卡托普利等,需每日服2或3次;常用的中效血管紧张素转换酶抑制剂有依那普利、赖诺普利等,需每日服1或2次;常用的长效血管紧张素转换酶抑制剂有贝那普利、培哚普利、蒙诺、西拉普利等,只需每日服1次。

（4）**钙离子拮抗剂**：能阻断钙离子进入细胞内的通道，从而使血管壁肌肉放松、血压下降。钙离子拮抗剂降压效果好、耐受性好，对老年收缩期高血压病患者来说有预防中风的作用。特别推荐将钙离子拮抗剂用于老年收缩期高血压病患者。其副作用包括心动过速、面色潮红、下肢踝部水肿等。钙离子拮抗剂有硝苯地平、尼群地平、尼莫地平、非洛地平、氨氯地平、维拉帕米及地尔硫䓬等。

（5）**血管紧张素Ⅱ受体阻滞剂**：为一种比血管紧张素转换酶抑制剂更新的降压药，它不作用于酶，而是直接作用于细胞膜上的血管紧张素Ⅱ受体。它有许多与血管紧张素转换酶抑制剂相同的特点，如降压强度及对心、肾的保护作用等。目前在医院常用的血管紧张素Ⅱ受体阻滞剂有代文、科素亚等。这类药物几乎没有副作用，与血管紧张素转换酶抑制剂相比，一大优点是没有咳嗽等副作用，因此多被用于应该服血管紧张素转换酶抑制剂，但发生干咳等副作用且不能耐受的高血压病合并糖尿病、高胰岛素血症的患者。

（6）**α 受体阻滞剂**：可阻滞血管平滑肌上的 α 受体，使周围血管扩张、血压下降。常用的 α 受体阻滞剂有哌唑嗪、特拉唑嗪、多沙唑嗪等。其中，特拉唑嗪、多沙唑嗪除有降压作用外，还可用于治疗前列腺增生。因其有轻度的降血脂作用，对肾脏无不良作用，故适用于伴有肥胖、高脂血症及肾功能不全的高血压病患者。α 受体阻滞剂能安全、有效地降压，主要副作用是体位性低血压（对老年患者来说，这一点是特别重要的问题，故应用前必须先测量立位血压）。

除上述 6 大类降压药外，在临床上应用的降压药还有：作用于周围血管的肾上腺素能拮抗剂，如利血平、降压灵、胍乙啶等；作用于神经中枢的 α 受体阻滞剂，如可乐定、α - 甲基多巴等；兼有 α 受体、β 受体阻滞作用的药物，如拉贝洛尔等；血管扩张剂，如肼苯达嗪、米诺地尔、硝普钠及二氮嗪等。

常用的 β 受体阻滞剂有哪些

（1）普萘洛尔：为脂溶性非选择性 β 受体阻滞剂，无内在拟交感活性，适用于有高动力循环或心动过速的高血压病患者。该药可阻滞能使冠状动脉血管扩张的 β_2 受体，从而可能会加重冠状动脉的收缩或痉挛，因此，变异型心绞痛或自发型心绞痛患者不宜单独使用此药。加上此药对脂类代谢和糖代谢均有影响，故现已较少被用于高血压病的降压治疗。

（2）阿替洛尔：为选择性 β_1 受体阻滞剂，小剂量时 24 小时的药效作用很弱，应每日服 2 次；较大剂量时可每日服用 1 次而保持 24 小时的降压效果。长期应用本药无耐药性，副作用少而轻，对伴有慢性阻塞性肺疾病的患者较非选择性 β 受体阻滞剂安全。其常用剂量为每次 25～50 毫克，每日 1 或 2 次，适用于轻度至中度高血压患者。

（3）美托洛尔：作用与阿替洛尔相似，无内在拟交感活性及膜稳定作用，血浆半衰期短，仅 3～4 小时。其常用剂量为每次 50～100 毫克，每日 2 次。

（4）比索洛尔：为高度选择性 β_1 受体阻滞剂，可维持 24 小时的降压作用。10 毫克比索洛尔的疗效相当于 100 毫克阿替洛尔的疗效。本药对外周血管 β_2 受体阻滞作用极弱，在合并外周血管缺血性疾病时，较少引起症状恶化。本药对支气管 β_2 受体无亲和性，对肺功能的影响只有当剂量大于每千克体重 30 毫克时才会出现。其常用剂量为 5～10 毫克，每日 1 次，可平稳地降低血压。

（5）拉贝洛尔：为最早发现的兼有 α_1 受体及 β 受体阻滞作用的药物，可使周围血管阻力下降，无内在拟交感活性和膜稳定作用。一般口服剂量为每次 100～300 毫克，每日 3 次，静脉滴注剂量为每千克体重 1～2 毫克，可迅速降低血压，适用于对高血压急症（如嗜铬细胞瘤及妊高征）的治疗。

（6）塞利洛尔：为具有高度血管扩张作用的选择性 β_1 受体阻滞剂，可部分激动 β_2 受体、轻度阻滞 α_2 受体和直接扩张周围血管。其降压作用与美托洛尔的相似,因为具有扩张血管的作用,所以患者的心输出量和心率均无明显改变。其常用剂量为每次 200～400 毫克,每日 1 次,对伴有冠心病者更合适。

（7）卡维地洛:具有 β_1 受体、α_1 受体阻滞作用及钙拮抗作用,通过阻滞 β 受体及扩张血管,可产生协同降压作用。其常用剂量为每次 10～20 毫克,每日 1 次,对伴有心力衰竭、肾功能不全及糖尿病者降压较为安全。

7 高血压病患者如何选用 β 受体阻滞剂

β 受体阻滞剂是广泛用于治疗高血压病的有效、安全且易于耐受的药物,单独应用时降压效果较差,如联合其他降压药则疗效增强,如与利尿剂合用,可以减弱利尿剂因减少血容量而引起的肾素活性增强,与血管扩张剂合用,可以减少后者引起的反射性心动过速、心肌收缩力增强及肾素的释放。β 受体阻滞剂适用于下列高血压病患者。

（1）合并冠心病者:β 受体阻滞剂除具有降低血压的作用外,还具有抗心绞痛和抗心律失常的作用,同时可使变异型心绞痛病情加重。对已发生过心肌梗死或劳力型心绞痛的高血压病患者来说,应首选 β 受体阻滞剂进行降压治疗。大量的临床研究证明,β 受体阻滞剂可显著降低心肌梗死患者的再梗死率和病死率。

（2）轻、中度高血压患者:适用于年龄小、心率快和交感神经兴奋性较强的高动力性高血压病患者,以及伴有偏头痛、青光眼、焦虑和窦性心动过速的患者。β 受体阻滞剂与血管扩张剂合用,可增强降压效果,抵消其副作用。

（3）老年高血压病患者:β 受体阻滞剂在老年高血压病患者的治疗中占有重要地位,对降低老年高血压病患者的脑卒中、心肌梗死的发生率和病死率来说效果明显。利尿剂和 β 受体阻滞剂单独使用或两者联合应用均可降低老年高血压病患者的脑卒中、心肌梗死的发生率和病死率。

（4）应用三环抗抑郁药的高血压病患者:这类患者不能用利血平和胍乙

啶等药物,可选用 β 受体阻滞剂。

（5）伴左心室肥厚者：β 受体阻滞剂对高血压病引起的左心室肥厚有一定的逆转作用,其效果与钙离子拮抗剂和利尿剂的效果相似。

 β 受体阻滞剂的副作用有哪些

β 受体阻滞剂的副作用多数是由 β 受体功能被抑制所致,临床上可见下述表现。

（1）**心律失常、低血压：**出现显著的窦性心动过缓、房室传导阻滞、低血压（包括体位性低血压）等,多与 β 受体阻滞剂有无心脏选择性、有无内在拟交感活性及剂量大小有关。应用 β 受体阻滞剂时,应从小剂量开始,逐渐增加剂量,这样做通常可避免这些副作用。一旦副作用出现,应立即停药,或用阿托品、异丙肾上腺素静脉注射或静脉滴注治疗。

（2）**充血性心力衰竭：**心肌 β 受体被抑制,使心肌收缩力减弱,对心肌有病变或心功能处于临界状态者,β 受体阻滞剂可诱发心功能不全。对已有心功能不全者,β 受体阻滞剂使用不当可加重心衰,此时应停药或小剂量与地高辛合用,也可改用具有内在拟交感活性的药物,如吲哚洛尔、氧烯洛尔等。

（3）**末梢循环障碍：**服用 β 受体阻滞剂可收缩周围血管,出现间歇性跛行、肢端发凉和刺痛,甚至皮肤坏死（发生率不高）。已有周围血管病者慎用 β 受体阻滞剂,选用 β_1 受体阻滞剂和具有内在拟交感活性的药物可降低此副作用的发生率。

（4）**诱发支气管哮喘：**有慢性阻塞性肺疾病和支气管哮喘者慎用 β 受体阻滞剂,当病情需要时,可试用小剂量 β_1 受体阻滞剂或具有内在拟交感活性的药物,但应避免大剂量使用。

（5）**神经及精神症状：**如眩晕、嗜睡、失眠、噩梦、幻觉及抑郁等,改用不易透过血脑屏障的阿替洛尔、比索洛尔等,可降低中枢神经系统副作用的发生率。

（6）停药综合征：长期大剂量服用β受体阻滞剂后突然停药可导致心动过速、血压升高、心绞痛和心律失常加重，甚至引起急性心肌梗死及猝死。停药综合征多在停药后1周内发生。为防止停药综合征的发生，应逐渐减量后停药，一般1～3日减至1/2量，4～6日减至1/4量，1周左右完全停用。

（7）首剂综合征：极少数患者初次用一般剂量的β受体阻滞剂便可发生心率减慢、血压下降甚至心脏停搏等严重的副作用。故使用β受体阻滞剂时应从小剂量开始。

（8）黏膜及皮肤反应：变态反应不多见，可表现为皮肤潮红、瘙痒及皮疹。皮疹多在肢体伸侧、躯干及头皮出现，也可表现为牛皮癣样病变。牛皮癣患者服用普萘洛尔后可使病情恶化。此外，应用β受体阻滞剂的副作用还有眼部疼痛、畏光、干性角膜结膜炎及结膜瘢痕、视力丧失、口腔黏膜溃疡、苔藓样湿疹及狼疮样病变等症状，这些症状一般可于停药1～5周后消失。

（9）肾功能不全：某些β受体阻滞剂可使肾血流量减少、肾小球滤过率下降、肾功能不全加重，故肾功能不好者应选用在肝内代谢的药物，如美托洛尔、普萘洛尔。

（10）血脂、血糖问题：无内在拟交感活性的β受体阻滞剂，可使三酰甘油浓度升高、高密度脂蛋白浓度降低，长期服用应注意复查血脂。此外，非选择性β受体阻滞剂可使低血糖的恢复延迟，对糖尿病患者来说，宜选用选择性β_1受体阻滞剂。

（11）少见症状：包括恶心、胃部不适、腹泻、便秘及肌肉痉挛等。

9 常用钙离子拮抗剂的作用特点及用法有哪些

（1）硝苯地平：对血管平滑肌作用强，能扩张冠状动脉及外周血管，可以延缓轻中度冠心病患者粥样斑块的进展，不影响血脂代谢和糖代谢，有明显的利尿作用，但负性肌力作用较小。硝苯地平舌下含服3～5分钟起效，口服后20分钟起效，常用剂量为口服每次10～20毫克，每日3或4次。硝苯地平控释片是用特殊辅料与工艺方法制成的新剂型,口服后在消化道内不能迅速崩解,而是按程序定时、定量地释放与吸收,使血药浓度达到理想的治疗水平后作用稳定与持久,血浆半衰期为 6 小时。其常用剂量为每次 20～40 毫克,每日 1 或 2 次。

(2)地尔硫䓬:适用于合并心律失常或心绞痛的高血压病患者。其在降低外周阻力的同时,可维持心输出量水平,降低肾血管阻力,增加肾血流量。其极少产生中枢神经系统副作用,不会引起反射性心动过速。其常用剂量为30～60 毫克,每日 3～4 次。盐酸地尔硫䓬缓释片,每次 45～90 毫克,每日 2 次。

(3)维拉帕米:系罂粟碱的衍生物,能扩张外周血管,降低血压,抑制窦房结与房室结的兴奋性及传导功能,具有负性肌力作用,对冠状动脉的扩张作用较弱。其用药量个体差异大,范围为每日 80～480 毫克,适用于合并心绞痛、心动过速、肾血管性高血压和妊高征患者。维拉帕米缓释片是维拉帕米的新剂型,常用剂量为每次 120～240 毫克,每日 1 次,服用方便,能控制 24 小时内的血压。硝苯地平和维拉帕米可通过不同的钙通道起作用,合用时可增强疗效。应避免将维拉帕米与 β 受体阻滞剂合用。

(4)氨氯地平:为新一代的长效、碱性钙离子拮抗剂,与其他钙离子拮抗剂相比具有以下特点:①作用开始缓慢,维持时间长,口服吸收缓慢,6～12 小时血药浓度达峰值,血浆半衰期长达 35～45 小时;②生物利用率高;③对轻中度高血压患者来说,可增加肾血流量和肾小球滤过率,降低肾血管阻力,并有轻度利尿作用;④在降低血管阻力的同时,不伴有反射性心动过速或体位性低血压;⑤可能具有抗动脉粥样硬化、抗血栓形成和逆转左心肥大等作用。为防止加重高血压或引发心肌缺血,每日只需服氨氯地平 1 次,连续服7～10 日后其血药浓度达稳态,可 24 小时有效地保持扩张血管的作用,有利于避免夜间或清晨时的心肌缺血发作或血压骤然升高。其副作用一般少而轻,停药后有一定的后续效应。

(5)尼群地平:每日 20 毫克时副作用小,且疗效与每日 40 毫克的相仿,降压作用温和而持久、时间长。其较少引起水钠潴留,长期服用无蓄积作用和耐药性,对合并缺血性心脏病者更合适。

(6)非洛地平:为新一代钙离子拮抗剂,在钙离子拮抗剂中对血管平滑肌最具有选择性。其扩血管作用较第一代钙离子拮抗剂强40~50倍,起效快,可维持作用4~7小时。多次给药后,在最末次给药后10~24小时仍有作用。其平均血浆半衰期为28小时,能明显升高心率,但不降低心室收缩性,有轻度的利尿作用,能抑制血小板聚集、降低血黏度、增加细胞变形性。若每日服用量大于20毫克,则其降压作用不再增强。

钙离子拮抗剂适用于治疗以下几种高血压病:①盐敏感性高血压病;②老年收缩期高血压病;③合并冠心病的高血压病;④伴有偏头痛、房性心动过速或房颤的高血压病;⑤由免疫抑制剂环孢素等引起的高血压病。

10 常用的钙离子拮抗剂有哪些副作用

常用的钙离子拮抗剂的副作用具体介绍如下。

(1)硝苯地平:主要副作用为头痛、头晕、低血压、面部潮红、心悸、心率快、肢端麻木、恶心、呕吐、牙龈肿胀、乏力、肌肉阵挛和震颤、胆汁淤积、便秘、钠潴留及下肢水肿等。在长期服用硝苯地平的患者中,约有5%的人因副作用严重而停药。其中,下肢水肿的发生率为10%左右,且与剂量大小相关,如果每日剂量低于60毫克,则下肢水肿的发生率可降至4%左右。此外,治疗中使用硝苯地平过量时,有的冠心病患者可发生心绞痛;心功能不全者使用硝苯地平后可出现更严重的心功能不全;高血压病患者使用硝苯地平后可伴有相对或绝对的低血压;约0.5%的患者使用硝苯地平后可发生晕厥。因为短效硝苯地平口服或舌下含化可引起诸如晕厥、心肌梗死甚至死亡等严重副作用,所以目前主张放弃使用短效硝苯地平。硝苯地平控释片能按程序定时、定量地释放和吸收,可减少硝苯地平普通片常见的头痛、面部潮红及晕厥等副作用。长期应用较大剂量的硝苯地平后,应避免突然停药,需要停药时,宜逐渐减量后再停用。

（2）尼群地平：其副作用与硝苯地平的相仿，但相对较少。

（3）氨氯地平：药物吸收代谢缓慢，在降低血管阻力的同时，不伴有心动过速。其主要副作用为血管扩张所致的水肿与面部潮红，偶见肌肉痉挛、疼痛、鼻出血、眼结膜充血、性功能障碍等。因副作用而停药的患者仅占约1%。

（4）维拉帕米：最常见的副作用为便秘。短期服用该药时，10%～25%的患者可出现便秘，长期服用则便秘的发生率可高达50%。大部分患者停药后便秘可消失。此外，服用维拉帕米后还可出现心动过缓、头痛、眩晕、面部潮红、皮疹、神经过敏及皮肤瘙痒等；静脉给药偶可见一过性低血压、窦性停搏或房室传导阻滞。其副作用总的发生率为9%～10%，因严重副作用停药者仅占约1%。

（5）地尔硫䓬：其副作用的发生率为5%～10%，主要有头痛、头晕、踝部水肿、皮疹、皮肤潮红及胃肠道反应等，偶尔可发生窦房传导阻滞或房室传导阻滞，部分患者可出现体位性低血压，并可使原有的心衰症状加重。因副作用停药者约占3%，停药后副作用可消失。

⑪ 常用于降血压的血管紧张素转换酶抑制剂有哪几种

常用于降血压的血管紧张素转换酶抑制剂有第一代和第二代之分。第一代有卡托普利；第二代有依那普利、地拉普利、贝那普利、培哚普利、雷米普利等。

（1）卡托普利：可通过抑制血管紧张素转换酶的活性、降低血管紧张素Ⅱ的含量、舒张小动脉等使血压下降，临床适用于治疗各种类型的高血压病，可作为第一线降压药。其用法为口服，每次6.25～25毫克，每日2或3次。

（2）依那普利：为不含巯基的强效血管紧张素转换酶抑制剂，它在体内水解为依那普利酯后发挥作用，比卡托普利的效果强10倍，且降压作用慢而持久，其降压效果随轻、中、重度高血压递增（血压越高，降压越多）。其主要用于治疗高血压病及充血性心力衰竭。其用法为每次5～10毫克，每日1或2次，最大剂量为每日40毫克。

（3）地拉普利：在体内转化成活性代谢物，具有高亲脂性及弱促缓激肽的作用，抑制血管壁血管紧张素转换酶的作用强于依那普利与卡托普利的作用，干咳的发生率较依那普利的低。其用法为每次30～60毫克，每日1次。

（4）贝那普利：为不含巯基的强效、长效血管紧张素转换酶抑制剂，肝、肾功能不全者可应用。其在临床上主要用于治疗各型高血压和充血性心力衰竭。其用法为每次10毫克，每日1次，可增至20～40毫克。对严重肾功能不全者、心衰者或服利尿剂者来说，初始剂量为每日5毫克。对充血性心衰者来说，每日剂量为2.5～20毫克。

（5）培哚普利：为不含巯基的长效、强效血管紧张素转换酶抑制剂，可在肝内代谢为有活性的培哚普利拉而起作用。其作用产生较慢，口服后1～2小时起作用，每次4毫克，每日1次，可根据病情增至每日8毫克，对老年患者及肾功能低下者来说应酌情减量。

（6）雷米普利：降压机制及用途同依那普利，降压作用是依那普利的10倍。其副作用为干咳，偶可使血沉和丙氨酸氨基转移酶浓度升高，停药后可恢复正常。口服雷米普利后1小时达高峰，每次5～10毫克，每日1次，可根据病情增至每日8毫克，对老年患者及肾功能低下者来说应酌情减量。

12 血管紧张素转换酶抑制剂可治疗哪几种高血压病

（1）各类型轻中度高血压：一般高血压、低肾素性高血压、高肾素性高血压，用血管紧张素转换酶抑制剂治疗均有良好的疗效，单用血管紧张素转换酶抑制剂治疗，约有70%的高血压病患者的血压可得到控制。本药联合低盐饮食、利尿剂治疗，可明显增强血管紧张素转换酶抑制剂的降压效果。血管紧张素转换酶抑制剂与利尿剂联用可使90%以上的轻中度高血压患者的血压得到有效控制。

（2）高血压病伴左心室肥厚：采用血管紧张素转换酶抑制剂不仅可抑制

心肌细胞肥大,而且可抑制心肌间质增生,对高血压左心室肥厚的消退作用优于钙离子拮抗剂的。

(3)高血压病伴心衰:对高血压病及由冠心病引起的左心功能障碍者来说,使用血管紧张素转换酶抑制剂治疗均安全有效,它可使患者的病死率明显下降,并提高患者的生活质量,改善患者的生存预后。其治疗原则是从小剂量试验性治疗开始,逐渐增加至患者能耐受的剂量,长期维持。

(4)高血压病合并糖尿病伴微蛋白尿:高血压病、胰岛素抵抗和糖尿病之间存在着密切联系。短期的临床观察证实,早期糖尿病肾病患者使用血管紧张素转换酶抑制剂后可取得肯定的减轻微蛋白尿症状的效果。

(5)心肌梗死后高血压病:急性心肌梗死后早期给予适当的血管紧张素转换酶抑制剂治疗,对降低患者的总病死率、减少心脏病死亡危险性、预防心衰进一步恶化和改善左心室功能等均有积极作用。

(6)除肾动脉狭窄外的慢性肾功能衰竭:对由其他各种原因引起的肾脏损伤来说,血管紧张素转换酶抑制剂均有治疗作用,它可延缓患者肾功能的进行性衰退,减少死亡率,防止严重肾功能衰竭等并发症。

(7)老年高血压病:血管紧张素转换酶抑制剂对老年高血压病的疗效与对青年高血压病患者的疗效相似,且不引起脑血流量减少,对糖、脂类代谢无不良影响。

13　血管紧张素转换酶抑制剂治疗高血压病有哪些优点

(1)维持或增加重要器官的血流量,如增加肾血流量,但肾小球滤过率不变。

(2)降低心脏前、后负荷和体循环静脉压、肺循环静脉压,不影响心肌的收缩功能和传导功能,不引起肾素-血管紧张素-醛固酮系统反射性激活。

(3)不引起水钠潴留,反而可轻度利尿,不降血钾浓度。

(4)无中枢抑制和体位性低血压,停药后无血压反跳。

（5）能改善血管顺应性,降低收缩压的作用比其他降压药的好。

（6）能改善血流动力学异常的状况,抑制过亢的血小板活性,调整内皮舒缩因子的平衡,增强过氧化物歧化酶活性。

（7）对糖代谢、脂类代谢和抗胰岛素具有中性作用,甚至有益。

（8）使用方便,有效剂量范围小,副作用不大,耐受性好。

（9）可改善高血压病患者的生活质量。

14 血管紧张素转换酶抑制剂有哪些副作用

（1）**低血压效应**:多见于血管紧张素转换酶抑制剂首剂治疗中,尤其是伴有低血容量或与其他抗高血压药联用者,但常因无显著临床症状而被忽视。部分患者可由低血压效应引起脏器低灌注,对冠心病患者来说,由于外周阻力下降引起冠状动脉灌注压下降,可使心绞痛症状加重。不同血管紧张素转换酶抑制剂引起的首剂低血压效应有差异,其中卡托普利和依那普利治疗中的首剂低血压效应发生率高,培哚普利治疗中的首剂低血压效应则较少发生。

（2）**咳嗽**:发生率为 1% ～14%,出现于服药初期(数日或数周内),且有累加作用。其临床发生率可能更高,有报道可达 30% 以上。其主要发生机制可能是肺组织内缓激肽和前列腺素生成增多。咳嗽有时可表现为刺激性干咳,但多不严重,停药后可消失。

（3）**肾功能损害**:虽然血管紧张素转换酶抑制剂治疗可改善多数肾功能损害患者的肾功能,延缓肾功能不全的进展,但在双侧肾动脉狭窄、单侧孤立肾伴肾动脉狭窄及严重心力衰竭、低血压等情况下,血管紧张素Ⅱ是维持有效肾小球滤过压的决定性因素,血管紧张素转换酶抑制剂对肾小球动脉的舒张作用,以出球小动脉舒张为主,可引起肾小球有效滤过率下降,导致肾功能不全加重,出现一过性甚至永久性肾功能损害。肾功能不全患者,尤其是接受保钾利尿剂或口服钾剂补钾治疗的患者,部分可出现高钾血症和锌中毒。

（4）粒细胞减少：极少数肾功能不全患者或接受大剂量血管紧张素转换酶抑制剂治疗的患者，在开始血管紧张素转换酶抑制剂治疗后 3 个月内，可出现粒细胞减少，停药后多可自行恢复。

（5）对胎儿的毒性作用：胎儿可出现低血压、肾小管发育不良、发育缓慢或颅盖发育不良等严重毒性反应。

（6）其他副作用：如味觉障碍、皮肤潮红及血管性水肿等。血管性水肿严重者可致死，但极为罕见。

⬡15 常用的血管紧张素 II 受体阻滞剂有哪些

（1）洛沙坦：又叫氯沙坦，每日 50 毫克，口服 1 次后，24 小时内能持续平稳地控制血压。其常用剂量为每日 25～100 毫克，每日 1 次。

（2）缬沙坦：常用剂量为每日 80～320 毫克，每日 1 次。

（3）伊贝沙坦：起始剂量和维持剂量都是每日 150 毫克，每日 1 次，24 小时内能平稳降压，副作用较小。

⬡16 常用的 α 受体阻滞剂有哪些

（1）哌唑嗪：又称降压嗪，为选择性突触后 α 受体阻滞剂，通过松弛血管平滑肌产生降压作用，适用于治疗轻中度高血压。因为本药既能扩张容量血管、降低前负荷，又能扩张阻力血管、降低后负荷，所以可用于治疗中重度慢性充血性心力衰竭及心肌梗死后心力衰竭。用药方法为开始口服每日 0.5 毫克，每隔 2 或 3 日增加 1 毫克，逐渐增至每日 6～15 毫克，每日 2 次。特拉唑嗪和多沙唑嗪为喹唑啉类长效 α 受体阻滞剂，每日只需服用 1 次。特拉唑嗪的起始剂量为 1 毫克，可逐渐加量，一般常用剂量为 1～10 毫克，最大剂量为每日 20 毫克。多沙唑嗪的起始剂量为 1 毫克，常用剂量为 1～10 毫克。多沙唑嗪初服时可有恶心、眩晕、头痛、嗜睡、体位性低血压等副作用（首剂现象），可于睡前服或自 0.5 毫克开始服用。特拉唑嗪与多沙唑嗪等长效制剂已较少出现上述副作用，偶有口干、皮疹、发热、多关节炎等副作用。

（2）乌拉地尔：又称压宁定，具有外周和中枢双重的作用机制，临床上适用于各种类型高血压的长期治疗。其起始剂量为每日 30 毫克，常用剂量为每日 60 毫克，每日 2 次。对各种高血压急症及围手术期高血压病患者来说，可首先静脉推注 25 毫克，观察 5 分钟后，必要时再静脉推注 25 毫克，直至血压达到理想值。为了维持疗效或缓慢降压，可将 200 毫克乌拉地尔溶于 500 毫升液体内静脉滴注。其副作用主要有头晕、恶心、疲劳、瘙痒及失眠等。

（3）α 受体阻滞剂：亦为第一线降压药，能显著降低高血压病患者的收缩压和舒张压，与利尿剂或 β 受体阻滞剂合用时有协同作用，约 50% 的轻度高血压病患者可用此药控制血压。其最大的优点是没有明显的不良代谢作用，具有降低血浆胰岛素水平、改善糖耐量和降低血脂浓度的良好作用，能使血清总胆固醇浓度、低密度脂蛋白胆固醇浓度和三酰甘油浓度明显降低，使高密度脂蛋白胆固醇浓度升高，变化幅度为 2% ~5% ，与利尿剂或 β 受体阻滞剂合用后可对抗后两者对血脂浓度的不利作用，故适宜于合并糖耐量降低和高胆固醇血症的高血压病患者。α_1 受体阻滞剂也适宜于舒张压比较高、用其他降压剂疗效不理想者，以及合并有周围血管病的高血压病患者。此外，特拉唑嗪对改善前列腺肥大症状非常有效，适用于合并此种疾病的老年高血压病患者。

⑰ 其他常用的降压药有哪些

除利尿剂、β 受体阻滞剂、钙离子拮抗剂、血管紧张素转换酶抑制剂、α 受体阻滞剂、血管紧张素 Ⅱ 受体阻滞剂等降压药外，还有以下几种常用的降压药。

（1）作用于中枢神经部位的降压药：代表药物是临床上广为应用的可乐定和甲基多巴。可乐定主要适用于治疗中重度高血压，注射给药用于高血压急症。其一般剂量为 0.075 ~ 0.15 毫克,每日 3 次,口服最大剂量为每日 0.9 毫克,对危重病例可将 0.15 ~ 0.3 毫克可乐定加入 5% 葡萄糖溶液 20 ~ 40 毫升内缓慢静脉注射,注射后 10 分钟即起作用,30 ~ 60 分钟血浆药物浓度达高峰,可维持疗效 3 ~ 6 小时。甲基多巴的降压作用与可乐定的相似,口服后 5% 由胃肠道吸收,2 ~ 5 小时见效,3 ~ 8 小时达作用高峰,疗效可持续 24 小时,一般用量为 250 毫克,每日 1 或 2 次,最高剂量可达 1000 毫克,每日 2 次。这两种药物因其副作用较多,目前仅在上述一线降压药物疗效不佳时才偶尔选用。甲基多巴现仍为一种重要的、经过认定有效的、能用于治疗妊高征的药物。

(2)抗去甲肾上腺素能神经末梢药:其代表药物是大家非常熟悉的利血平和胍乙啶。利血平是印度萝芙木(国产萝芙木所含生物碱制剂称"降压灵")所含的一种生物碱。利血平本身作用微弱,副作用较多,不宜长期服用;胍乙啶降压作用强而持久,但副作用也很大,目前已很少使用。

(3)作用于血管平滑肌的直接血管扩张药:常用的口服制剂有肼屈嗪及米诺地尔,静脉制剂有硝普钠。肼屈嗪能进入血管平滑肌细胞,导致血管扩张。它主要作用于小动脉,并选择性地降低脑动脉、冠状动脉、肾动脉的阻力,使肾血流量与肾小球滤过率增加,对中度原发性高血压患者,合并应用利尿剂和β受体阻滞剂可获良效。不宜单独应用本药。口服剂量为每日 12.5 毫克,每日 2 次。长期服用本药有狼疮样反应。米诺地尔降压作用强而持久,同时可增加肾血流量,保护残余肾功能。对于高血压合并肾功能不全的重症患者来说,在其他降压药无效时,本药常是临床医生选用的"杀手锏"。口服量每日 5 ~ 40 毫克,每日 1 次。其主要副作用为面部长毛和水钠潴留,长期服用可引起肺动脉高压。硝普钠属强烈的血管扩张剂,可直接扩张动脉和静脉。本药只能通过静脉给药,作用迅速,但维持时间仅 1 ~ 2 分钟,临床主要用于高血压危象或伴有心力衰竭的高血压病患者。

18 高血压病患者都可以服用复方降压片吗

目前市场上常用的复方制剂主要有复方降压片、复方罗布麻片等。从复方制剂的成分构成看,少者数种,多者十余种。例如,复方降压片,每片含利血平 0.03125 毫克、肼屈嗪 3.125 毫克、氢氯噻嗪 3.125 毫克、异丙嗪 2.083 毫克、氯氮 2 毫克、维生素 B_1 1 毫克、维生素 B_6 1 毫克、泛酸钙 1 毫克、氯化钾 30 毫克、三硅酸镁 30 毫克。复方罗布麻片中除罗布麻、野菊花、汉防己成分外,其余成分同复方降压片。

从目前高血压病治疗的观点来看,复方降压片的配伍不甚合理。利血平能透过血脑屏障进入大脑,具有镇静作用,患者长期应用后有时会出现抑郁症,重者甚至会自杀,而且可诱发或加重溃疡。肼屈嗪虽然有明显的降压作用,但目前研究证明它非但不能使左心室肥厚消退,反而会使心脏重量增加,不能用于左心室肥厚的患者。氢氯噻嗪长期应用可引起电解质紊乱,增加血液中胆固醇、三酰甘油的浓度,引起高尿酸血症、高血糖及高血钙等。美国和英国的一些抗高血压临床试验结果表明,使用氢氯噻嗪后,尽管血压较治疗前明显下降,但冠心病的发病率和死亡率并未降低,甚至还略微上升,这可能与氢氯噻嗪对糖代谢和脂类代谢有不良影响有关,因而降压治疗的好处被血脂浓度升高的作用抵消了。因此,对高血压病患者一味用复方降压片来治疗是不正确的和片面的。治疗高血压病应遵循个体化治疗原则,对高血压病合并高血脂、糖尿病、左心室肥厚的患者和老年高血压病患者来说,最好不用复方降压片等复方制剂。此类药物最终将被其他降压药(如血管紧张素转换酶抑制剂、钙离子拮抗剂、β 受体阻滞剂等)所取代。

19 降压药控释制剂、缓释制剂的特征和优点有哪些

近年来,药物研制的方向正朝着"三效"(高效、速效、长效)和"三小"(毒

性小、副作用小、剂量小）的方向发展。为此,降压药的控释制剂、缓释制剂以及长效制剂就应运而生了。

控释制剂、缓释制剂实际上就是给降压药片穿上了一套特殊的外衣。其特征是药物在体内缓慢、定时释放,并保持比较恒定的血液浓度,以达到平稳降压的目的。以控释制剂为例,它由具有渗透性的药物核心及包裹其外的半透膜组成。其核心分为两层:一是药物"活性"层;二是具有渗透活性的"挤压"层。当来自胃肠道的水分进入控释制剂后,"挤压"层的压力增加,挤压"活性"层,使药物通过小激光钻孔定时、缓慢地释放。因此,这些药物不宜掰开服用。

降压药物控释制剂、缓释制剂的优点有:①药效维持时间长,一般在 12～24 小时;②每日只需服用 1 或 2 次,使患者容易接受,增加了依从性;③与短效降压药相比,本类药物降压效果更持续、更平稳;④具有保护靶器官的作用,对患者的生活质量影响甚少;⑤可避免漏服现象,或避免因服用短效药物而出现夜间血压突然升高,避免心脑血管并发症的发生。因此,高血压病患者还是以选用控释制剂或缓释制剂为宜。

20 舌下含服硝苯地平为什么可以治疗高血压急症

硝苯地平是一种钙离子拮抗剂,可降低心肌、血管平滑肌细胞兴奋收缩偶联中 ATP 酶的活性,使心肌收缩力减弱、周围血管和冠状动脉扩张,从而起到降压作用。舌下含服 10 毫克硝苯地平,30 分钟后可使血压下降 40/25 mmHg,药效可维持 3 小时以上。硝苯地平适用于各种病因所致的高血压急症患者、其他药物不易控制的高血压病患者以及伴有心绞痛的高血压病患者。

21 高血压病患者服用阿司匹林有何益处

对大批患者进行的临床观察已经证明,在高血压病患者中,确诊合并冠心病或脑血管疾病时,使用阿司匹林和某些抗血小板药物能降低致命性冠心病和非致命性冠心病的发生率。研究人员将 9399 名高血压病患者随机分成服用组或不服用阿司匹林组两组,其他治疗方法相同,观察 4 年左右,结果发现,每日服用阿司匹林 75 毫克可使心肌梗死的发生率降低 36%,心血管意外的发生率降低 15%,但缺血性中风或心血管疾病的死亡率均无明显下降,且在服用阿司匹林的患者中发现有胃肠道症状及鼻出血增加的情况。因此,并不是所有的高血压病患者都需要千篇一律地服用阿司匹林。当高血压病患者的血液黏稠度升高时,或者对已发生过脑梗死、冠心病或糖尿病的患者来说,这些并发症常使血小板处于过度激活状态,为了预防再次发生,应常规服用阿司匹林,以抑制血小板的功能,防止血栓形成。现在临床上普遍认为,每日 75～100 毫克的阿司匹林在预防中风、心肌梗死的复发上与大剂量阿司匹林有相同作用。因此,每日 75～100 毫克阿司匹林为常用剂量。

WHO 和 ISH 推荐:高血压病患者在血压已得到良好控制后,如果综合评估发生心血管疾病的危险性较高(高危以上),同时又没有胃肠道或其他部位严重出血的危险性,则应该使用小剂量阿司匹林(75～100 毫克)。目前常用的阿司匹林制剂为阿司匹林肠溶片或阿司匹林水溶片。

22 什么是高血压病的"自助餐疗法"

现代高血压病的治疗,已由最初的单纯降压治疗向综合治疗转变,既要使血压降下来,又要保护好心脏、大脑、肾脏等重要靶器官,更要全面控制各种心脑血管病的危险因素,达到预防各种心脑血管病的发生、发展的目标。从临床用药的角度来看,降压药的应用治疗模式已由最初的"套餐疗法"演变为"序餐疗法"(三阶梯疗法),进而演变为如今的"自助餐疗法"。

"自助餐疗法"目前经常使用的 6 大类抗高血压药,即利尿剂、钙离子拮抗剂、β 受体阻滞剂、血管紧张素转换酶抑制剂、α 受体拮抗剂和血管紧张素 Ⅱ 受体阻滞剂,为一线药物,可以根据病情、血压变化及药理特征灵活选用、合理配合以及动态加减或调整药物。例如,当一种降压药效果不佳时,在两种药物组合上可有如下 5 种组合供选择:①利尿剂 + β 受体阻滞剂;②血管紧张素转换酶抑制剂 + 利尿剂;③钙离子拮抗剂 + 血管紧张素转换酶抑制剂;④α 受体阻滞剂 + β 受体阻滞剂;⑤β 受体阻滞剂 + 利尿剂。

"自助餐疗法"有以下益处:①针对不同患者可以做到个性化选药,避免千篇一律地使用同一种或同一组药物;②可直接选择既能有效降压、又能更好地保护靶器官的新药,如血管紧张素转换酶抑制剂或血管紧张素 Ⅱ 受体阻滞剂;③灵活、合理用药,可提高降压药的协同作用,并同时抵消或减弱副作用;④可随时调整用药种类、配方及剂量;⑤动态性用药,与患者的病情变化相匹配;⑥在降血压的同时,兼顾心脑血管病的预防,全方位地防治各种心脑血管病。

㉓ 急进型恶性高血压病怎样治疗

急进型恶性高血压病患者若无高血压脑病、急性左心衰竭、急性心肌梗死等严重合并症时,可以用口服药物降压,一般在 24 小时内应将血压降至 160/110 mmHg 以下。目前提倡先用新型降压药舌下含服,常用硝苯地平 10 毫克,含服后即可见血压明显下降,如未达到理想水平,30 分钟后再服 10 毫克,最大剂量可用至 30 毫克;亦可用卡托普利 25 ～ 50 毫克舌下含服。此外,利尿剂、β 受体阻滞剂和肼屈嗪三药合用,也常常有效;若无效时,则可用注射剂,如甲基多巴、利血平或肼屈嗪等;经上述处理,若患者血压仍持续不降,但肾功能良好,则可使用硝普钠 25 ～ 100 毫克加入 5% 葡萄糖溶液或生理盐水中,避光静脉滴注,每分钟每千克体重 0.5 ～ 10 微克,根据血压水平,及时调整剂量,或硝酸甘油 5 ～ 10 μg/m 静脉滴注,二氮嗪 50 ～ 150 毫克静脉推注,必要时可重复,并可在医生指导下考虑用冬眠疗法。对肾功能不全者,要注意保护肾功能。

血压降低的幅度,应考虑治疗前和平时的血压水平,一般以收缩压降至

160～170 mmHg,舒张压降至 100 mmHg 为宜,过低的血压也会发生重要脏器供血不足,预后同样不好,因此降压既要快,又要适中。

高血压急症是高血压病进程中的一种紧急情况,如不及时处理,会危及患者的生命。因此,一旦发生高血压急症,应采取应急措施,尽快降低血压,防止发生更严重的并发症。

(1)需迅速降压,立即采用静脉注射和静脉滴注降压药的措施,使血压部分降低,但也要防止血压的降低超过脑循环自动调节的限度。一般需根据治疗前的血压水平使收缩压下降 50～80 mmHg,舒张压下降 30～50 mmHg,并不要求将血压迅速降至完全正常的水平。

(2)血压降低后,若病情稳定,则可改用口服降压药维持,若血压仍有波动,则可继续应用降压药静脉滴注一段时间。对发生抽搐的患者可选用安定 10～20 毫克静脉注射,苯巴比妥钠 0.1～0.2 克肌肉注射或 1% 水合氯醛 10～50 毫升保留灌肠。对并发心力衰竭、肾功能衰竭等症的患者应给予相应治疗。

(3)经上述处理后,90% 以上的高血压急症患者的病情会逐渐缓解。但需要指出的是,对这部分患者应继续进行追踪性治疗,否则还有发生高血压急症的可能,给进一步治疗带来困难。此外,这类患者还应在接受药物治疗的同时,兼顾非药物辅助治疗,特别应注意摄入低钠饮食,以控制体重,同时应戒烟、戒酒等。

24 高血压病伴高尿酸血症的患者如何选药

近年来,随着人们饮食结构的改变,高尿酸血症的发病率日趋升高。高血压病患者血尿酸水平常高于正常人,约 25% 未经治疗的高血压病患者伴有高尿酸血症,在使用利尿剂治疗的高血压病患者中,有 40%～50% 的人伴有高尿酸血症。当高尿酸血症和高血压病同时存在时,冠心病等其他心血管疾病发生的危险性比血尿酸正常的高血压病患者高 3～5 倍。因此,对高血压病伴高尿酸血症患者的治疗应当引起重视。

　　与血压一样,血尿酸水平随着年龄的增加呈缓慢升高的趋势,其变化受遗传、饮食、体重、性别、种族及生活方式等多种因素的影响。人体内的尿酸有两个来源:一小部分从富含核蛋白的食物中分解而来;另一部分则由体内氨基酸、磷酸核糖及其他小分子化合物合成,或由核酸分解代谢而来。体内的尿酸 2/3 随尿液排出,1/3 由肠道排出或在肠道内被细菌分解后排出。

　　高尿酸血症是由长期嘌呤代谢障碍引起的代谢性疾病,其发生主要是由尿酸生成增多和(或)尿酸排出减少引起。当血尿酸浓度超过 390 μmol/L 时,可诊断为高尿酸血症,此时不一定会出现明显的临床症状。长期的高尿酸血症,尤其是当血尿酸浓度超过 540 μmol/L 时,可引起痛风,其特征是急性关节炎反复发作,后转为慢性关节炎,导致关节畸形和关节功能障碍,出现皮下痛风结节、尿酸性肾病及肾结石等。痛风急性发作主要发生在血尿酸浓度迅速波动后,进食动物内脏等高嘌呤食物、酗酒、受凉、受局部外伤、进行手术、发生感染、感觉过度疲劳、出现精神紧张及使用利尿剂等,常为诱使痛风发作的因素。

　　高血压病伴高尿酸血症的发生机制:一是高血压引起大血管病变、微血管病变,使组织缺氧、血乳酸水平升高、肾小管分泌尿酸被抑制,且体内尿酸合成增加,肾脏清除减少;二是部分高血压病患者,在长期使用噻嗪类利尿剂后造成血容量减少,使尿酸重吸收增加,引起高尿酸血症。长期的高尿酸血症,可在某些诱因的作用下引起痛风急性发作。

　　高血压病伴高尿酸血症的患者在选择降压药时,必须考虑到高尿酸血症、痛风及高血压均对肾脏有损害,故建议使用对肾脏有保护作用的血管紧张素转换酶抑制剂或血管紧张素 Ⅱ 受体阻滞剂。氯沙坦是目前唯一能够在降低血压的同时降低血尿酸浓度的血管紧张素 Ⅱ 受体阻滞剂。其降压作用平稳、持久,对心率、血糖、血脂无明显影响,对心脏、血管、大脑、肾脏有保护作用,咳嗽的发生率很低。其作用机制是通过促进尿酸的排出,使血尿酸浓度下降。不宜使用可抑制尿酸排泄的降压药(如噻嗪类利尿剂及含噻嗪类利尿剂的复方制剂),以及水杨酸类药物(如阿司匹林)等。

有个别报道说,对原发性痛风合并高血压病及高脂血症的患者,使用一些具有降血脂作用的中药(如山楂丸等)治疗1~5个疗程后,血尿酸浓度会降低。对高血压病伴高尿酸血症的患者来说,除需在选用降压药上注意外,在痛风性关节炎急性发作期,可加用秋水仙碱,以减轻局部炎性反应。另外,尚需重视对诱使痛风急性发作的其他因素的处理。应注意饮食控制,进食低嘌呤或无嘌呤饮食,避免进食动物内脏、某些鱼类等含嘌呤量极高的食物。要戒烟、戒酒,因为酒精可促进尿酸合成,过多饮酒可引起乳酸水平升高,阻碍尿酸排泄。生活应规律,并应坚持进行适当的体育活动。

25 单纯收缩期高血压如何治疗

单纯收缩期高血压(又称"低压"不高的高血压)的治疗十分棘手。若降压过甚则会使重要器官灌注不足;若任其持续升高,则心脑血管疾病并发症的发生率将增加。

一般认为,当收缩压超过180 mmHg时,随着全身动脉硬化的发展,患者心脏、大脑、肾脏等脏器会发生不同程度的缺血,且有循环障碍。因此,单纯收缩期高血压同样必须治疗。就治疗效果而言,这种类型的患者,以降压治疗来预防或减少心脑血管疾病的效果,要比舒张压升高者更为明显。有研究证明,积极控制单纯收缩期高血压,患者5年脑中风的发生率可降低36%。需要注意的是,降压不宜过快、过低,而应缓慢、平稳,以在2~3个月内降至140 mmHg左右较为理想。

对单纯收缩期高血压患者来说,可以选择一种长效降压药物(利尿剂或血管紧张素转换酶抑制剂),采用较小剂量,避免快速剧烈降压。如果服药4~6周后收缩压未降至正常范围,则可将剂量缓慢递增,或者将利尿剂和血管紧张素转换酶抑制剂两种降压药小剂量联合使用。经过一段时间(3~6个月)的治疗,如果血压仍未正常,则建议改为血管紧张素转换酶抑制剂和钙离子拮抗剂联合治疗。采用上述方案(长效、小剂量)进行长期治疗,可以改善大动脉壁的弹性，避免短期、快速降压引起收缩压与舒张压同时下降的情况，从而达到使升高的收缩压下降的目的。当然，所有用药必须在医生的指导下进行，患者应配合医生，定期到医院复查血压，以便让医生了解用药疗效，及时调整治疗方案。

　　总之，对单纯收缩期高血压患者来说，治疗时应谨慎处理，给药时必须注意：①不论何种药物，均应从小剂量开始，然后逐渐缓慢、谨慎加量，千万不可操之过急，以免血压下降过快，导致脑供血不足；②老年人多伴有其他疾病，用药时应注意药物的副作用，并兼顾对其他疾病的治疗；③应避免睡前服用降压药物，以免夜间血压降得过低。

26　选用降压药物为什么要注意合并症

　　降压药物多具有程度不同的副作用，尤其是当患高血压病的同时还患有其他疾病时，某些降压药会对其造成不良影响。因此，在选用降压药时，不可顾此失彼，否则将会使其他疾病的病情加重，甚至给患者造成新的损害。患下列常见疾病的高血压病患者，在选用降压药时需特别注意以下几点。

　　（1）胃或十二指肠溃疡：患有胃或十二指肠溃疡的高血压病患者，不宜选用利血平和降压灵，因为这两种药能促进胃酸分泌，从而使溃疡加重。

　　（2）抑郁症：伴有这种疾病的高血压病患者，不宜选用利血平、降压灵以及甲基多巴。因为这些药物具有抑制中枢神经、加重抑郁症的作用，倘若将这几种药物合用，则其副作用会更加严重，常可引起严重后果。

　　（3）慢性腹泻：当高血压病患者发生慢性腹泻时，不宜选用利血平、降压灵、胍乙啶。因为这些药物能促进胃肠蠕动，引起消化腺分泌增多，从而导致腹泻更为严重。

　　（4）心力衰竭或支气管哮喘、慢性阻塞性肺疾病：患有心力衰竭或支气管哮喘、慢性阻塞性肺疾病的高血压病患者，不宜选用普萘洛尔。因为这种药物能抑制心肌，引起支气管收缩，使心力衰竭和支气管哮喘加重。尤其需要注意的是,因心力衰竭而使用洋地黄的患者,若同时使用利血平,则可引起心搏骤停或心律失常。

(5)糖尿病:当高血压病患者同时伴有糖尿病时,不宜选用氢氯噻嗪及二氮嗪,因为这些药物可导致血糖浓度升高,使糖尿病加重。

(6)严重的动脉硬化,心脏、大脑、肾脏循环障碍:同时合并这些疾病的高血压病患者,不宜选用胍乙啶,否则可引起血压骤降,导致心脏、大脑、肾脏缺血,这种情况一旦发生,后果将极为严重。

(7)高脂血症:同时患有高脂血症的高血压病患者,不宜选用氢氯噻嗪、普萘洛尔等药物,因为这些药物会影响血脂代谢,进而加重高脂血症。

(8)痛风:当高血压病患者发生痛风时,不宜选用利尿剂(如氢氯噻嗪等),因为这类药物会使血尿酸浓度增高,进而加重痛风。

27 如何对高血压病合并冠心病的患者进行治疗

高血压是诱发冠心病的一个重要危险因素。高血压病患者并发冠心病的发生率是正常血压者的 2～4 倍。冠心病可表现为无症状或心绞痛、心肌梗死、心力衰竭、心律失常(如室性早搏等)甚至突然死亡。

当高血压病合并冠心病时,应考虑选择既能降低血压,又能改善冠脉供血、降低心肌耗氧量的药物,从而降低冠心病患者的病死率。

(1)高血压病伴冠心病引发的稳定型心绞痛的治疗首选的治疗药物为硝苯地平,每日 10～40 毫克,每日 3～4 次。如果心绞痛频繁发作、心肌缺血明显,则可用硝酸酯类药物,口服异山梨酯,每日 3 次,也可应用 β 受体阻滞剂,如阿替洛尔,每日 12.5～25 毫克,每日 2 次,或美托洛尔,每日 40～100 毫克,每日1 或 2 次。若药物治疗效果不好,则可进行选择性冠状动脉造影术;若条件允许,则可行经皮冠状动脉内血管成形术或搭桥术治疗。

(2)收缩期高血压与冠心病同时发生的治疗首选钙离子拮抗剂,常用硝苯地平,每日 10 毫克,每日 3 次,或尼莫地平,每日 10 毫克,每日 3 次。如果伴有心功能不全,则可首选哌唑嗪,每日 1～3 毫克,每日 3 次。

(3)高血压伴心绞痛、心功能不全的治疗首选血管紧张素转换酶抑制剂,常用卡托普利,每日 6.25～25 毫克,每日 3 次,或依那普利,每日 5～10 毫克,每日 3 次。血管紧张素转换酶抑制剂可在降低体循环过高的血管阻力的同时无其他降压药物的副作用,促进心脏、大脑、肾脏的灌流,减轻心脏前、后负荷,降低心肌氧耗量,减轻体内水钠潴留。

高血压合并冠心病的一般治疗,就是注意控制心血管的危险因素,特别是吸烟、高脂血症和糖尿病。对轻度高血压患者来说,戒烟的益处与控制血压的益处相比是同样重要的。

28 如何对高血压病合并心律失常的患者进行治疗

由高血压所导致的心律失常的类型较多,其中以室性心律失常为多见,严重者可发生致命性危险,因此,高血压病伴心律失常时必须要在医生的指导下进行治疗。

治疗心律失常应根据其类型的不同而用药,常用的药物具体如下。

(1)**窦性心动过速**:常用普萘洛尔、阿替洛尔、胺碘酮、维拉帕米等。

(2)**房性期前收缩**:常用奎尼丁、普鲁卡因胺、普罗帕酮、胺碘酮等。

(3)**阵发性室上性心动过速**:常用奎尼丁、普罗帕酮、胺碘酮、维拉帕米等。

(4)**心房纤颤**:常用奎尼丁、普鲁卡因胺、普罗帕酮、维拉帕米、洋地黄等。

(5)**心房扑动**:常用奎尼丁、普鲁卡因胺、普罗帕酮、胺碘酮、维拉帕米、洋地黄等。

(6)**交界性心动过速**:常用普罗帕酮、维拉帕米等。

(7)**室性早搏**:常用利多卡因、美西律、普罗帕酮、普萘洛尔、阿替洛尔、胺碘酮等。

(8)**室颤**:常用利多卡因、美西律、普罗帕酮、胺碘酮等。

29 如何对高血压病合并高脂血症的患者进行治疗

高血压病合并高脂血症较常见,而高血压病和高脂血症均为诱发心血管疾病的主要危险因素,因此,控制血压、降低血胆固醇浓度对防治心血管疾病来说极为重要。

(1)限制体重、总热量、脂肪酸、胆固醇、食盐、酒,加强体育锻炼。

(2)α受体阻滞剂可降低胆固醇浓度、增加高密度脂蛋白浓度,血管紧张素转换酶抑制剂、血管紧张素Ⅱ受体阻滞剂、钙离子拮抗剂对血脂浓度无影响,故均可选用。

(3)大剂量利尿剂可使胆固醇、三酰甘油、低密度脂蛋白的浓度一过性升高,但调节饮食可减少或消除这种副作用,而小剂量氢氯噻嗪无这些副作用,且能确定降低高血压病合并高脂血症的患者发生冠心病的危险,故可应用。

(4)β受体阻滞剂以前被认为可影响血脂浓度,应尽量不用,但许多资料证明,β受体阻滞剂能降低高血压病合并高脂血症的患者的猝死率、总病死率、心肌梗死发生率或再发率,故也可用来降压。

30 糖尿病合并高血压病的患者怎样选择降压药

糖尿病患者高血压病的患病率为非糖尿病患者的2倍,不少糖尿病并发症(如肾病、视网膜病变及外周血管病)可被高血压加速。由高血糖引起的高渗压及由高血压引起的肾小球血管内高压可导致肾小球过度灌注,从而加速肾小球硬化,有效降压可延缓肾功能不全的进展。此外,伴高血压病的糖尿病患者常具有高血脂、体位性低血压、性功能障碍、外周血管病、视网膜病变及收缩期高血压和动脉粥样硬化等。因此,对其的治疗除降压外,还应控制糖尿病,改善糖尿病并发症,防治影响心脑血管疾病的危险因子。由此可见,高血压病和糖尿病必须同时、合理及有效地治疗,偏一不可。

选择治疗糖尿病合并高血压药物的原则：避免使用对糖尿病患者有不利影响的药物，应选用对高血压病、糖尿病引起的血管损害具有保护作用的药物。

钙离子拮抗剂可增强高血压病患者的肾小球滤过率，改善肾血流量，延缓糖尿病肾病与视网膜病变的进展，对血糖无影响，故可作为首选药物。

血管紧张素转换酶抑制剂可延缓糖尿病肾病的进展，使肾血流量增加、肾小球滤过率及蛋白尿减少，并可保护血管，防止动脉粥样硬化的发生，故当糖尿病合并高血压病时亦可选用。

利尿降压药，如氢氯噻嗪、呋塞米等，易引起低血钾，并影响胰岛素的释放和敏感性，使血糖浓度增高。此外，过度利尿不仅可诱发糖尿病昏迷，还常有增高血脂浓度和血尿酸浓度的副作用，因此应禁忌使用。

β受体阻滞剂，如普萘洛尔、美托洛尔、阿替洛尔等，可使胰岛素分泌受抑制，干扰交感神经功能，使糖耐量下降，易发生酮症高渗性糖尿病昏迷，因此，也不宜被用来降压。

在进行药物治疗的同时，患者还应限制总热能、适当运动、减轻体重、摄入低盐饮食、戒烟、戒酒，并持之以恒，以维持血压、血糖在正常水平。

31 高血压病伴肥胖者如何治疗

一般来讲，体重超过标准体重 10% 称为超重，超过 20% 称为肥胖。肥胖者高血压病的发生率显著高于非肥胖者的发生率。肥胖促使高血压病发生的原因是肥胖者体内脂肪组织大量增加，使血液循环量相应增加，也使小动脉的外周阻力增加，心脏必须加强做功，增加心搏出量，以保证外周组织的血液供应。由此导致的小动脉硬化及左心室肥厚，促使高血压病发生，加上肥胖者存在一定程度的水钠潴留，进一步增加了血液循环量，加重高血压病。

对于肥胖者，减轻体重是防止高血压病发生的有效措施。对于已经发生高血压病的肥胖者，在体重减轻后，高血压病可得到缓解。研究表明，相对体重减轻10%可使血压下降7 mmHg,服药的高血压病患者,如体重降低5%,则可增加药物的降压效果和减少药物剂量。

减轻体重的最好办法是减少热量的摄入,增加运动量。有人认为减轻体重就是尽量少吃饭,这种认识是不全面的。因为减轻体重主要是减去体内过剩的脂肪。肥胖指的是脂肪细胞的肥大,不是脂肪细胞数目的增加,减体重使肥大的细胞变小,并不影响肌肉组织。如果采取单纯少吃饭的方法减体重,在使脂肪减少的同时,也会使非脂肪组织减少,操之过急还会出现头晕、心悸、乏力等症状,对人体的整个健康都是不利的。减轻体重的正确方法是有计划地逐步减少热量,原则上以原来热量摄入水平为基础,每次以减少原热量的20% ~40%为标准,热量的减少幅度必须由自己的身高、工作量及耐受程度来决定。与此同时,还要与经常性的体育锻炼结合起来,可采取中等强度的项目,如散步、慢跑、打太极拳、做保健操等,可根据自己的爱好和身体状况选择,但要循序渐进、长期坚持。

32 高血压病患者中风后如何降压

高血压病是诱发脑中风的首要危险因素,血压水平、持续时间不仅与中风的发生有关,而且与中风的预后及复发都有明显的关系。高血压病患者发生中风后,更要严格控制血压。

中风包括脑溢血、蛛网膜下腔出血、脑血栓形成和脑栓塞。前两种是由脑血管破裂所致,后两种是由脑血管闭塞所致。那么,高血压病患者中风后应如何进行降压治疗呢?

(1)脑溢血急性期:脑溢血时血压升高主要是由血肿的占位效应和颅内压增高所致。因此,主要需通过脱水剂降颅内压来达到降压目的,当血压太高时(如收缩压大于180 mmHg),为防止进一步出血,可小心地通过静脉应用作用时间短的降压药(如酚妥拉明等),此时应注意切勿将血压降得过低,一般控制在(150 ~160)/(90 ~100)mmHg即可。

（2）蛛网膜下腔出血急性期：当血压过高时，应逐渐控制，注意不能造成低血压。把血压控制在能够维持冠状动脉、肾和脑灌注的水平（在正常血压的患者中收缩压约为 100 mmHg，在高血压病患者中稍高些）即可。

（3）脑梗死急性期：当高血压病并发脑梗死时，一般应暂时停用降压药，直至病情稳定。除非发病时患者血压很高，如 >180/105 mmHg。对脑梗死用溶栓疗法治疗时，前 24 小时要监测血压，只有在收缩压 >180 mmHg、舒张压 >105 mmHg 时，才可以静脉注射降压药，以控制血压。

在高血压中风稳定期，为了防止中风复发，进行降压治疗时要注意以下几点。

（1）有效降压：有效地降血压治疗可使再次中风的危险性降低29% 左右。因此，要求中风稳定后应将血压至少降至 140/90 mmHg，同时要注意不要将血压降得太低，可做 24 小时动态血压测定。若患者入睡后血压较低，则睡前少服或不服降压药，以免睡眠中血压太低。白天服降压药不要将血压降至 100/70 mmHg 以下，以免引起缺血性脑中风复发。

（2）力求平稳降压，避免血压波动：最好选择合适的长效降压药物，以便更平稳、持久地控制血压，减少血压波动。

（3）持之以恒、遵医嘱治疗、不轻易停药：抗高血压治疗通常是"终身"的，对明确诊断的高血压病患者，停止抗高血压治疗后血压通常又会恢复到治疗前水平。若血压已正常或降得过低，也应该在医生的指导下逐渐减少剂量，才能避免因间断治疗或停止治疗而引起的血压波动或回升。

（4）其他：在抗高血压治疗的同时，应对伴随的其他心血管疾病危险因素进行有效的治疗，如戒烟、控制血糖浓度、降低血胆固醇浓度等。

33　如何综合治疗高血压性脑出血

高血压性脑出血又称脑溢血，是高血压病最严重的并发症，其病情发生十分突然，而且进展迅速，如不及时救治，患者常在几小时内进展至昏迷甚至死亡,应慎重对待。一般情况下可将血压降至脑出血前原有水平或150/90 mmHg左右,还有人提出降至原血压的80%左右。除有效控制血压外,常需通过静脉使用一些脱水的药物,降低颅内压,减轻脑水肿。止血药物在脑出血治疗中的作用不如在消化道出血治疗中的作用那样大,可适当应用。对出血量少的患者来说,一般可待其血肿自然吸收;对出血量多的患者来说,常需紧急行手术治疗方能脱险。

手术的方法有多种,包括血肿穿刺抽吸术、开颅血肿清除术、脑室引流术等。

手术的作用只是清除血肿,不能修复受损的脑组织。脑功能的恢复需要很长时间,可应用一些神经营养药,配合理疗、针灸和患者不懈的功能锻炼等方法,才能逐步达到康复的目的。

34 哪些高血压病患者可以手术治疗

原发性高血压只能用药物治疗,而在继发性高血压中,有部分患者可以通过手术治疗而获痊愈。

(1)原发性醛固酮增多症(简称原醛):原醛时醛固酮分泌过多,引起水钠潴留,血容量增多使血压升高,多为中等度血压升高,以肌无力或麻痹多见,常呈周期性发作,病情的整个发展过程系良性经过。随着诊断技术的提高,本病病例被越来越多地发现。本病除少数肾上腺皮质增生手术效果不满意外,当肾上腺皮质腺瘤患者摘除腺瘤后,高血压病是可以治愈的。

(2)嗜铬细胞瘤:由肾上腺髓质或交感神经节的嗜铬细胞发生肿瘤所致。这种腺瘤产生肾上腺素和去甲肾上腺素,可引起高血压病和代谢障碍,如血糖升高、基础代谢率上升,部分患者的症状酷似甲状腺功能亢进症。本病90%系良性肿瘤,经手术切除肿瘤后,高血压病可以治愈。

(3)肾血管性高血压:单纯一侧肾动脉狭窄,经皮穿刺扩张狭窄动脉或植入支架后即可改善高血压状况。当合并腹主动脉病变以及双侧肾动脉受累时,亦可行介入治疗或根据病变的位置及程度考虑治疗方案。

35 高血压病患者鼻出血怎么办

高血压病患者容易发生鼻出血,因为鼻黏膜上的细小血管既丰富,又表浅,当血压猛升时,血液可冲破鼻黏膜血管而致鼻衄。高血压病患者倘若发生鼻出血,应该从以下两个方面进行治疗。

(1)局部止血:①让患者取坐位或半坐半卧位,不要惊慌,保持镇静;②用拇指和食指紧捏两侧鼻翼3~5分钟,请患者暂时改用口腔呼吸;③用冷水毛巾冷敷鼻梁和额部,利用冷刺激帮助鼻黏膜血管收缩;④用清洁棉花球填塞鼻腔,至少24小时;⑤如仍出血不停,应及时就诊,医生会采取后鼻孔填塞止血或使用止血剂等方法止血。对因高血压病而发生鼻出血的患者采用局部止血的方法时,不主张用蘸有肾上腺素、麻黄素等药液的棉花球填塞鼻腔,因为这些药物会升高血压,进而加重病情。

(2)降压治疗:测量血压,当确实因血压过高引起鼻出血时,应在平时服用降压药的剂量上临时加服1次或2次,或者在鼻出血时肌肉注射1毫克利血平,帮助降压,以使鼻出血停止。

36 怎样才能在降压的同时使肾脏得到保护

重度高血压若得不到及时控制,会使患者肾功能不全的进展加速。患恶性高血压时,肾功能恶化更为迅速,会很快发展到尿毒症。在进行充分降压治疗的同时,还应注意过度降压的危害。血压降得过低或下降过快,可造成肾血流量急剧下降,使肾功能在短时间内急速恶化。对恶性高血压患者,治疗应更积极,否则极易发展至急性肾功能衰竭。有效的降压治疗可以使恶性高血压造成的肾脏病理变化得到改善,使肾功能逆转。

血管紧张素转换酶抑制剂,如贝那普利、依那普利等,不仅能降低血压,还可扩张肾小球出球小动脉,使肾小球内压力下降,缓解肾小球高滤过状态,同时不影响血脂,对肾功能的保护有积极意义。多数血管紧张素转换酶抑制剂经肾脏排出,因此,当肾功能受损时应减量。应从小剂量开始,根据血压和病情调整剂量,如贝那普利每日 10 mg,每日 1 次,依那普利每日 5 毫克,每日 1 次。钙离子拮抗剂降压作用可靠,可延缓肾功能不全的发展,可单独或与血管紧张素转换酶抑制剂合用治疗早期肾功能不全。米诺地尔降压作用强,作用时间长,能扩张肾小动脉,增加肾前列环素的合成,比较适用于顽固性高血压伴有早期肾功能损害者。

如果用药不当,即使降压目标明确,同样不能取得保护肾功能的效果。只有把血压控制在理想水平,才能延缓肾功能的减退,逆转高血压对肾功能的损害。血压最好控制在 130/85 mmHg 以下。

对慢性肾功能不全患者不利的药物有利血平、可乐定等。最常见的肾毒性药物是氨基糖苷类抗生素(如链霉素、庆大霉素、阿米卡星及先锋霉素类药物)、造影剂及抗肿瘤药物等。

37 怎样治疗高血压病伴肾功能损害

对伴有肾脏损害的高血压病患者,既要积极控制血压,以延缓肾功能损害的进程,又要在用药时注意肾功能状况,尽可能选择可保护肾功能的药物。对伴有轻度肾功能损害的高血压病患者来说,宜以血管紧张素转换酶抑制剂及利尿剂为首选,因血管紧张素转换酶抑制剂有保护肾功能的作用,为避免降压过度发生高钾血症,应从小剂量开始服用。使用利尿剂时不应利尿过度,以免引起血容量不足及电解质平衡紊乱。

伴有肾功能损害的高血压病患者应注意摄入低盐、优质高蛋白饮食,避免使用对肾有毒性的药物,如链霉素、庆大霉素等。

肾脏是高血压损害的主要靶器官之一,同时又是血压调节的重要器官。若高血压对肾功能造成损害,又可以因肾脏对体液平衡调节以及血管活性物质等代谢障碍,加剧高血压病的严重程度。在各种原发性或继发性肾实质性疾病中,如肾小球肾炎、糖尿病肾病、梗阻性肾病等,合并高血压病者可达80% ~ 90%。对无论何种病因所致肾功能损害的患者来说,控制高血压都可以防止肾脏病变的持续进展。

38 哪些降压药有助于保护肾脏

血管紧张素转化酶抑制剂(如贝那普利)在降低血压的同时,可起到很好的肾脏保护作用,其表现有以下几点。

(1)血管紧张素转换酶抑制剂可降低肾血管阻力,避免缺血对肾功能造成的损害。高血压可导致肾血管硬化,引起肾脏缺血,从而发展成为肾功能衰竭。贝那普利则加强了对肾脏的保护。

(2)蒙诺是一种肝、肾双通道代偿清除的血管紧张素转换酶抑制剂,其代谢产物既可从肾脏排泄,又可通过胆道排泄。这样就减轻了肾脏清除的压力,有利于对肾脏的保护。对于进行肾脏透析的患者来说,蒙诺的双通道排泄作用更加显示了其优越性。

(3)对于有肾病的高血压病患者来说,血管紧张素转换酶抑制剂在显著降压的同时,可减少患者蛋白尿的生成,保护肾脏功能。

(4)对于已经罹患肾功能不全的高血压病患者来说,服用血管紧张素转换酶抑制剂后不会增加肾脏负担,即使重度肾功能不全患者服用血管紧张素转换酶抑制剂也不易发生药物蓄积。

39 哪些降压药容易引起体位性低血压

容易引起体位性低血压的药物以神经节阻滞剂和胍乙啶最常见,其他如肼屈嗪、帕吉林、甲基多巴等较为少见。除上述降压药外,安定药、镇静剂、抗抑郁药及静脉注射氯丙嗪和肌肉注射氯丙嗪也可引发体位性低血压。氯丙嗪除有安定作用外,还有抗肾上腺素作用,可使血管扩张,血压下降。

体位性低血压对高血压合并心脏、大脑、肾脏等并发症的患者来说,可造成严重的不良后果。为避免其发生,患者不要突然增加降压药的剂量,起床时应先由卧位变至坐位,再变至立位,逐渐起床,不要突然站起。平时要进行体力锻炼,动静结合,不要长期卧床。

当发生体位性低血压时,应使患者平卧休息,垫高下肢,放低头部,解开衣领,患者会很快苏醒。对意识不清持续时间较长者,可针刺人中穴、十宣穴。

 40 影响高血压病预后的因素有哪些

（1）高血压病的严重程度:一般来说,血压越高,预后越差。经治疗的急进型恶性高血压患者,多数在半年内死亡,一年生存率仅为 2% 以下,但 1 级或 2 级高血压如能及时治疗,则可获得痊愈或控制住病情发展,心脏、大脑、肾脏等并发症也不易发生,几乎能与正常血压者享有同等寿命,并且不影响生活质量。

（2）并发症的严重程度:高血压病合并脑卒中者预后较差,及时抢救后仍有相当高的病残率;高血压病合并左心室肥厚者,虽然可在许多年内保持正常生活,但一旦发生左心室功能不全,病情常急转直下,尽管给予治疗,5 年后仍有半数死亡;高血压病合并冠心病者,易发生急性心肌梗死,或因急性冠状动脉供血不足而发生猝死;高血压引起的肾功能损害,虽然出现较晚,但对患者预后影响仍较大。

（3）年龄越大,预后越差:老年患者器官功能减退,常常同时患有其他系统疾病,高血压病的合并症也较多见,对药物的耐受力降低,副作用增多,影响生活质量,并易发生各种意外。

（4）由一些难治性疾病引起的继发性高血压预后不佳:如严重肾功能减退,经药物治疗和透析疗法不能控制血压者,有时需要切除双肾,依靠终身透析疗法维持生命。交感神经组织的恶性病变,因原发病难以根治,血压自然难以降低。

(5)不遵从医嘱:不能坚持长期用药,乱投医、乱用药者疗效差,预后较差。

(6)体重超重、嗜好烟酒:体重超重不能坚持减肥者、长期嗜好烟酒而不节制者预后较差。

(7)有高血压病合并脑卒中、心肌梗死或猝死家族史者:其严重并发症出现早、发病率高,较没有家族史者预后差。

41 为什么高血压病需要长期治疗

对高血压病的治疗主要是对症处理,即控制血压和减少高血压造成的器官损害,一个人如果被确诊为高血压病,就要终身坚持治疗,控制血压,避免发生脑卒中、心肌梗死等严重并发症。

常用的降压药有 β 受体阻滞剂、利尿剂、钙离子拮抗剂、血管紧张素转换酶抑制剂、α 受体阻滞剂及中药等。以上药物都各有其适应证及副作用,故必须要在医生的指导下选择使用。大多数高血压病患者需长期甚至终身服药。若服药时间太短血压未能很好控制,则不能防止由高血压引起的心脏、大脑并发症,尤其是脑出血的发生。只有当出现以下情况,而患者血压又不高时,才可考虑停用降压药。

(1)当引起血压升高的一些因素得到长期较好的控制时,如坚持长期的体育锻炼、减肥、戒烟酒、摄入清淡饮食、避免精神与体力过度劳累等,如血压已恢复正常,则可将降压药减量,直至停用。

(2)当高血压病患者出现并发症,如左心室肥厚劳损、心功能不全、心肌梗死或脑卒中时,患者的血压可能降至正常,而无须再用降压药。

(3)部分老年高血压病患者,由于年龄进一步增大,心肌收缩力降低,血压可下降至正常,而无须继续使用降压药。

需要说明的是，患者停用降压药也必须在医生的指导下才能实施，千万不能擅自停药。而且在停药期间要定时测量血压，一旦血压有所升高或患者出现自觉症状，应及时去医院就诊或继续服用降压药。

42 短、长效降压药各有什么特点

降压药的作用时间长短是根据药物在血液中维持有效作用的时间来评定的。

短效降压药主要有硝苯地平、卡托普利、维拉帕米、地尔硫草等。短效降压药一般维持的时间在 5 ~ 8 小时，如常用的硝苯地平约为 5 小时，卡托普利约为 6 小时。因此，每天必须服用 3 次，否则就不能保证有效的降压效果。这类药物的维持作用时间不长，但起效作用时间却很快，如硝苯地平仅需 3 ~ 15 分钟、卡托普利仅需 15 ~ 30 分钟。因此，在遇到血压突然升高时，常用这些药物作为急救药。

长效降压药主要有依那普利、非洛地平、美托洛尔、尼群地平等。此类降压药在血液中维持的时间在 12 小时以上。如硝苯地平控释片，服用后能维持最低的有效血液中药物浓度在 24 小时以上，尼群地平也可以维持 6 ~ 15 小时，依那普利则可维持 11 小时左右。

长效降压药还有氨氯地平、培哚普利、氯沙坦、福辛普利、贝那普利等，它们的药效能维持降压疗效在 24 小时以上。其中作用时间最长的是氨氯地平、培哚普利，但这些药达到稳定的降压作用时间也较长，一般需 4 ~ 7 天或更长。因此，患者服用这些药物后不要着急，起效慢一些，并不是没有效果。这类药物每天只需服用 1 次。为了达到有效的控制 24 小时血压的目的，一般情况下这些药物还是放在早餐前后 1 小时服用为好。

43　如何治疗高血压危象

（1）迅速降压：治疗目的是尽快使血压降至足以阻止大脑、肾脏、心脏等靶器官的进行性损害，但又不导致重要器官灌注水平的不足。具体可采取下列措施：①硝普钠，30～100毫克，加入5%葡萄糖溶液500毫升，避光做静脉滴注，使用时应监测血压，根据血压下降的情况调整滴速；②二氮嗪，200～300毫克，于15～30分钟内完成静脉注射，必要时2小时后再注射，可与呋塞米联合应用，以防止发生水钠潴留；③拉贝洛尔，20毫克静脉缓慢推注，必要时每隔10分钟注射1次，直到产生满意的疗效或总剂量200毫克为止；④酚妥拉明，5毫克缓慢静脉注射，主要用于嗜铬细胞瘤引发的高血压危象；⑤人工冬眠，氯丙嗪50毫克、异丙嗪50毫克和派替啶100毫克，加入10%葡萄糖溶液500毫升中静脉滴注，亦可使用其一半剂量；⑥对血压显著增高，但症状不严重者，可舌下含服硝苯地平10毫克，卡托普利12.5～25.0毫克；或口服哌唑嗪1毫克或2毫克，可乐定0.1～0.2毫克；也可静脉注射地尔硫草或尼卡地平；降压不宜过快、过低；血压控制后，需口服降压药物，或继续注射降压药物以维持疗效。

（2）制止抽搐：可用地西泮10～20毫克静脉注射，苯巴比妥钠0.1～0.2克肌肉注射；亦可给予25%硫酸镁溶液10毫升行深部肌肉注射，或以5%葡萄糖溶液20毫升稀释。

（3）脱水、排钠、降低颅内压：①呋塞米20～40毫克或依他尼酸钠25～50毫克，加入50%葡萄糖溶液20～40毫升中，静脉注射；②20%甘露醇或25%山梨醇静脉快速滴注，半小时内滴完。

（4）注意其他并发症的治疗：对主动脉夹层分离患者来说，应采取积极的降压治疗措施，诊断确定后，宜施行外科手术治疗。

44 什么是高血压病治疗的个体化原则

近年来,在抗高血压治疗学上出现了新进展,即根据每个高血压病患者的病理生理变化特点来选择相应的降压药,也就是我们所说的用药个体化原则。

(1)不同年龄的高血压病:青年人有一种叫高循环动力状态的高血压病,此种高血压病的特点是心输出量增加而总外周阻力不变,β受体阻滞剂对心脏有负性收缩和负性传导作用,因此能使心输出量下降,并伴有或不伴有体循环阻力增高,产生降压效果;60岁以上的老年人,应用钙离子拮抗剂和利尿剂更有效,应避免使用利血平及能进入血脑屏障的药物,以防止引发抑郁症或嗜睡。为防止发生体位性低血压,应慎用哌唑嗪及胍乙啶等药物。

(2)缩血管性高血压和容量性高血压:前者包括高肾素性高血压、肾血管性高血压及恶性高血压等;后者包括低肾素性高血压、原发性醛固酮增多症、容量依赖性肾功能衰竭性高血压等。据报道,利尿剂对低肾素性高血压或容量性高血压的效果好,钙离子拮抗剂也有轻度的利尿排钠作用,故对本型患者可用钙离子拮抗剂或钙离子拮抗剂与利尿剂合用,同时限盐及适当补钙。对高肾素型或缩血管性高血压,用血管紧张素转换酶抑制剂或β受体阻滞剂效果较好。

(3)高血压性心脏病:有高血压性心脏损害者,宜用血管紧张素转换酶抑制剂、β受体阻滞剂和钙离子拮抗剂,在降压的同时可使左心室肥厚减轻或逆转;有心动过速、期前收缩及劳力型心绞痛者,应用β受体阻滞剂可减慢心率、减少期前收缩,它还具有减少左心室负荷、减少心肌耗氧量、减少心绞痛发作次数及防止心肌梗死复发的作用;对有心力衰竭者,宜选用利尿剂、血管扩张剂、血管紧张素转换酶抑制剂和α受体阻滞剂。

(4)高血压病与肾脏病变:对肾功能不全者,可选用对肾功能影响不大的袢利尿剂呋塞米,血管扩张剂肼苯达嗪、长压啶及经肝脏代谢的β受体阻滞剂普萘洛尔、美托洛尔。不宜用经肾脏排泄的 β 受体阻滞剂阿替洛尔、降低肾小动脉血流的药物(如胍乙啶等),也不宜用反射性收缩肾小动脉和降低肾灌注压的噻嗪类利尿剂或者保钾性利尿剂。对肾血管性高血压忌用血管紧张素转换酶抑制剂。

(5)高血压病与消化系统疾病:有胃病者忌用利血平或复方降压片、降压0 号,因它们能促进胃酸分泌,引起胃肠道出血,加重溃疡病。有肝脏病者忌用甲基多巴、帕吉林。

(6)高血压病与呼吸系统疾病:有支气管哮喘、慢性支气管炎、肺气肿和肺心病者宜用钙离子拮抗剂、α 受体阻滞剂和利尿剂。非选择性 β 受体阻滞剂可诱发哮喘,应避免使用,即使是心脏选择性的 β_1 受体阻滞剂,也应谨慎使用。

(7)高血压病与内分泌病、代谢病:糖尿病患者宜用血管紧张素转换酶抑制剂和 β 受体阻滞剂,且前者可能推迟糖尿病肾病的进展。尽管 β 受体阻滞剂可掩盖降糖药所致的低血糖反应(如心动过速、心悸、焦虑等),但小剂量应用可降低冠心病事件的发生率。利尿剂还可能减少胰岛素分泌和干扰糖的作用,因此不要大剂量应用。利尿剂可产生高尿酸血症,诱发痛风。对于血脂高的人来说,利尿剂可使血三酰甘油、胆固醇浓度升高,β 受体阻滞剂也可升高血三酰甘油浓度、降低高密度脂蛋白浓度,两者均需慎用。对甲状腺功能亢进者来说,可用 β 受体阻滞剂。

(8)高血压病与神经、精神疾病:缺血性脑血管病患者应避免使用产生体位性低血压的药物;有雷诺现象者,可用钙离子拮抗剂、α 受体阻滞剂和利尿剂,避免用 β 受体阻滞剂;有精神抑郁的人不要用利血平、中枢性降压药(甲基多巴、可乐定)及 β 受体阻滞剂,因其可导致和加重抑郁症,甚至自杀;有偏头痛者,可用钙离子拮抗剂、β 受体阻滞剂。

45 联合降压治疗的原则是什么

临床观察表明,任何一种降压措施,无论是药物还是非药物疗法,用于一组高血压病患者的时候,有些患者反映良好,而另一些患者则效果甚微或根本无效。任何一种降压药达到的最高降压有效率只不过为 25%～50%,为达到有效控制血压的目的,50% 的高血压病患者需要联合应用降压药。联合降压治疗原则如下。

(1)尽可能使用最低剂量,特别在利尿剂是其中一种时。

(2)选用能增大降压效应的药物。

(3)选用能相互减少副作用的降压药联合。

(4)选用能起协同作用的降压药联合。

目前,WHO 和 ISH 推荐的有效联合用药组合如下:①利尿剂和 β 受体阻滞剂;②利尿剂和血管紧张素转换酶抑制剂(或血管紧张素 Ⅱ 受体阻滞剂);③钙离子拮抗剂(二氢吡啶类)和 β 受体阻滞剂;④钙离子拮抗剂和血管紧张素转换酶抑制剂;⑤α 受体阻滞剂和 β 受体阻滞剂。

46 降压药联合应用有哪些优点

(1)增加降压效果:降压药联合应用可发挥协同作用,提高降压效果,使血压平稳下降,例如,利尿剂可以增加多种降压药的治疗效果。

(2)减少用药剂量:几种药物共同发挥作用可以减少每种药物的剂量。

(3)可减少药物的副作用,或者使副作用相互抵消:例如,利尿剂(氢氯噻嗪)与 β 受体阻滞剂(如普萘洛尔、阿替洛尔、美托洛尔等)合用,不仅可增加降压效果,还可避免利尿剂所致的低钾血症,因此,可预防低血钾所引起的严重室性心律失常;利尿剂与钙离子拮抗剂(如硝苯地平、尼群地平、尼莫地平、维拉帕米等)合用,不仅会增加降压效果,还可减少钙离子拮抗剂所致的水钠潴留现象；β受体阻滞剂（如普萘洛尔、阿替洛尔等）减慢心率的副作用，可被米诺地尔增快心率的副作用抵消，从而使心率保持正常。

 47　哪些降压药可以联合使用

（1）血管紧张素转换酶抑制剂与小剂量利尿剂：两者合用，可明显增强降压作用。血管紧张素转换酶抑制剂可减轻利尿剂氢氯噻嗪引起的低血钾，但与保钾利尿剂合用时会导致高血钾。

（2）利尿剂与β受体阻滞剂联合应用：β受体阻滞剂除自身降压作用不被干扰外，还可减弱利尿剂对肾素－血管紧张素系统的激活现象，可预防或减少由利尿剂引起的低血钾所诱发的心律失常。但利尿剂和β受体阻滞剂均可干扰糖、脂类代谢，导致血糖、血脂浓度升高。

（3）利尿剂与钙离子拮抗剂合用：可抵消由钙离子拮抗剂引起的水钠潴留，加强降压效果，但不能消除水肿。

（4）血管紧张素转换酶抑制剂与钙离子拮抗剂：通过各自不同的作用环节，可使外周阻力下降，增强降压效果。

（5）钙离子拮抗剂与β受体阻滞剂合用：可增加降压效果，减少各自的副作用。β受体阻滞剂能消除钙离子拮抗剂引起的心率加快、心输出量增加的副作用；钙离子拮抗剂可消除β受体阻滞剂轻度增加外周阻力的作用。

（6）β受体阻滞剂与血管扩张剂合用：β受体阻滞剂可减弱由血管扩张剂导致的心动过速，两者合用可减弱各自的副作用。

（7）利尿剂与α受体阻滞剂合用：可增强降压作用。利尿剂可消除α受体阻滞剂（如哌唑嗪）引起的水钠潴留，α受体阻滞剂可逆转利尿剂对血脂的不利影响。但开始使用α受体阻滞剂前，最好停用利尿剂2天，开始阶段两药勿合用，以避免由利尿剂所致的低血容量，而加重出现α受体阻滞剂的体位性低血压等副作用。

48 降压药物不能与哪些药物合用

（1）β 受体阻滞剂与抗糖尿病药物合用可诱发自发性贫血；与维拉帕米合用会加重心动过缓、房室传导阻滞，老年人、有病态窦房结综合征、传导阻滞者应慎用或忌用；与茶碱、利多卡因或氯丙嗪合用时，可提高后几种药物在血液中的浓度，从而出现相应的副作用。

（2）钙离子拮抗剂（如硝苯地平、尼莫地平等）与地高辛、苯妥英钠、茶碱、奎尼丁、环孢素等合用，可使后几种药物血中浓度升高，从而出现这些药物所具有的副作用；与利福平合用可影响钙离子拮抗剂的降压作用。钙离子拮抗剂或 β 受体阻滞剂与抗消化性溃疡药物西咪替丁合用，可推迟前两种降压药在肝脏的代谢，有可能引起降压作用增强，出现过度降压。

（3）噻嗪类利尿降压药与血管紧张素转换酶抑制剂（如卡托普利）合用，可引起肾素 – 血管紧张素系统阻滞，使血压下降过低，甚至引发休克；与吲哚美辛合用能削弱降压药的作用；与磷霉素合用，可损害肾脏；与链霉素合用，可加重链霉素的耳毒作用；与利血平和阿司匹林合用，可减弱利尿剂的降压作用和排钠作用。

（4）呋塞米与口服降糖药合用，可影响降糖药的疗效；与苯妥英钠合用，可使呋塞米的作用削弱 5%；与 20% 甘露醇合用可引起急性肾衰竭。

（5）血管紧张素转换酶抑制剂（如卡托普利、依那普利等）与丙磺舒合用，可影响前者排泄而出现不良反应；与嘌呤酶合用，可引起发热、关节肌肉疼痛；与阿司匹林、吲哚美辛合用，可影响前者的降压效果，增强潴钾反应。

（6）利血平与左旋多巴合用，两者会相互减弱对方的作用，因此两药不能合用。

（7）胍乙啶不能与麻黄碱止咳剂合用，也不能与一些治疗感冒的中成药合用，因为这些药物可削弱胍乙啶的降压作用。

49 为什么不宜经常更换降压药

有些高血压病患者,服用降压药后血压长年稳定,未见不良反应,但顾虑长期用一种药物可能会有副作用,或听说某些药物效果特别好,于是便更换药物。其实这是一大误区。

用了一种降压药,疗效满意,没有不良反应,就不应该调换药物。只有在用了该药后疗效不佳或出现不良反应时,才可考虑是否应让医生换药。如果是降压疗效不够,血压未恢复至正常水平,但是没有不良反应,可能是剂量不足的原因,就应适当增加剂量。如果剂量已足够时,就要添加另一种降压药,两药合用。如果有不良反应,且无法耐受,那就必须停用,改用其他降压药。

调换降压药还有一个缺点,就是患者原先服用的降压药,是经过几次门诊,由医生摸索出合适的剂量,才能取得很好疗效的,如果经常更换,就要经常摸索剂量,不断调整。这种不断调换、不断摸索剂量的行为实不可取。

50 高血压病患者血压降到什么水平最适宜

高血压病患者药物降压治疗的目的,是为了减少和防止并发症的发生,已经有了心脏、大脑、肾脏并发症的高血压病患者,在降压的同时,还必须考虑到组织的血液供应能否满足靶器官的需要,因此,降压的程度和速度也是一个十分重要的问题。

血压降到什么水平最适宜? 应视患者的年龄、高血压病的严重程度、有无合并症及是否患有其他疾病等综合判断。

(1)一般高血压病患者若没有严重的合并症,第一步可将血压降至正常范围,即140/90 mmHg。

(2)对儿童及青少年高血压病患者来说,应将舒张压控制在85 mmHg以下。儿童及青少年对高血压病的耐受性较强,一般不易发生脑卒中、心肌梗死等,降压治疗不必过速,数周或数月内将血压降至正常即可,并应将重点放在寻找高血压病的病因上。

(3)对病程长、合并有冠心病的高血压病患者来说,舒张压不宜降至70 mmHg以下,以免诱发急性心肌梗死。

(4)对高血压病合并有脑供血不足或肾功能不全的患者来说,降压不宜过低,并应遵循逐步降压的原则。

(5)对于需要立即进行降压处理的高血压急症(如高血压脑病、急性左心衰竭合并肺水肿、急性心肌梗死等)患者来说,应在1小时内给予降压治疗,但降压的幅度应有一定限度,24小时内一般不应超过30%,或根据治疗前水平,使收缩压下降30～50 mmHg,舒张压下降30～50 mmHg,不要求迅速降至正常。

(6)当高血压病合并糖尿病时,为了延缓糖尿病小血管病变的进展,可适当将血压降得更低些,最好能降至117/78 mmHg。

(7)对老年高血压病患者来说,因为小动脉硬化,一般以收缩压单独升高为主要表现,所以使收缩压逐步下降到140 mmHg左右,并维持在此水平即可。若同时伴有舒张压升高,则宜将舒张压控制在90 mmHg左右,如果患者的年龄超过80岁,而舒张压升高不明显,则可以不治疗。

51 高血压病患者应注意的药物有哪些

(1)激素类药物:主要有氢化可的松、可的松、地塞米松、泼尼松、醛固酮、去氧皮质酮、雌二醇、睾酮、苯丙酸诺龙、司坦唑醇等。这些药物能影响水盐代谢,使钠盐停滞于体内,血容量增加。激素可促进人体内血管紧张素系统活动性增高、小血管平滑肌收缩,导致血压升高。另外,常用中药甘草的有效成分是甘草次酸,化学结构类似肾上腺皮质激素;治疗胃及十二指肠溃疡的甘珀酸、甲氧氯普胺的化学结构和醛固酮类似,也可导致血压升高。

(2)含钠盐的药物:主要有青霉素钠盐、氯化钠、碳酸氢钠、头孢呱酮、生理盐水、血浆制品等。全世界100多年的钠盐与高血压病相关研究证实,血压与"盐敏感"有关,如长期应用大量含钠药物,则可因钠摄取过多,水钠潴留而使血压升高。时间越长,血压越高。

(3)解热镇痛药:主要有吲哚美辛、吡罗昔康、布洛芬、萘普生等。这类药物化学结构各异,但都有抑制前列腺素合成的共同机制,使用后可导致扩张血管的前列腺素及其衍生物分泌减少、水和钠盐潴留体内、血容量增加、血管持续收缩,进而使血压升高。

(4)抗菌药物:主要有红霉素、利福平、阿米卡星、甲硝唑、吡喹酮,以及单胺氧化酶抑制剂呋喃唑酮、帕吉林、丙米嗪、苯环丙胺等。这类药本身不会升压,但和大量酪胺食品(如红葡萄酒、啤酒、腊肉类、干鱼、干乳酪、柑橘、菠萝、香蕉等)同时食用,就具有升压作用,甚至可引发高血压危象。因为这类食物的化学结构类似于肾上腺素和去甲肾上腺素,又因为服用单胺氧化酶制剂,使人体丧失了分解酪胺的能力,此时大量进食酪胺食品,会使酪胺大量积蓄而出现明显的升压作用。

除上述药物外,临床上常见的还有治疗肝炎的药物强力宁,对血管平滑肌具有直接收缩作用的麦角新碱、普鲁卡因、麻黄素、萘甲唑啉,以及大多数含有雌激素的口服避孕药。

预防药源性高血压的方法主要是谨慎应用上述药物,特别是对冠心病、心或肾功能不全者来说,更要慎之又慎。一旦出现高血压症状,须密切注意血压变化。一般情况下,单纯因药物引起的高血压,停药后血压即可逐渐恢复正常,关键在于早发现、早停药,不可麻痹大意。

52 服降压药后头晕是怎么回事

(1)血压过低所致:研究表明,即使高血压病患者的脑血流量在正常范围内,但与正常人相比,其自动调节功能仍不正常。当正常人的血压下降到 $60 \sim 70$ mmHg 时,可不影响脑血流量,但高血压病患者就不能忍受。因此,当长期血压升高的患者突然服用降压药把血压降得过低或过快时,会引起脑供血不足、缺氧、头晕。

(2)血压控制不好:有的患者由于血压长期升高,开始时有头晕不适,时间长了就慢慢适应了。但是有些高血压病患者由于平时服药不规律,血压波动较大,或虽坚持服药,但不能有效控制血压,当血压升高并引起反射性脑血管痉挛时,可导致脑供血不足,进而感到头晕。

(3)过度疲劳、紧张或气候改变:当过度疲劳、紧张或气候改变(尤其是在冬天)时,高血压病患者,特别是那些有脑动脉硬化、脑血流量低的患者,易出现供血不足,当椎基底动脉供血不足时,可出现阵发性眩晕、耳鸣、恶心等。

(4)某些降压药:如美托洛尔、可乐定、复降片(主要成分为利血平)等,有些患者服用后会出现头晕。

(5)交感神经阻断剂:如胍乙啶(即复方罗布麻片的主要成分),有些患者(尤其老年人)服药后会出现体位性低血压,常在从平卧位起立后突然感到头晕眼花,甚至丧失知觉。

(6)某些选择性作用于血管的钙离子拮抗剂:如硝苯地平等,最初服药后可有面红、头晕,这是血管扩张所致,一般在服药 1 周后这些反应可逐渐消失。

53 降压药有什么不良反应

在应用降压药时,要时刻警惕不良反应的发生。常见的降压药不良反应主要有以下 6 种。

(1)体位性低血压:当患者应用胍乙啶或利尿剂时,若剂量偏大,则患者在突然改变体位或长时间站立时,可忽然发生头晕,甚至出现晕厥并昏倒在地。这时若测血压,则可发现血压偏低。此时不必慌张,应让患者静卧,一般在 20～30 分钟后可自愈。

(2)反常性血压升高:患者若较长时期应用可乐定、胍乙啶或甲基多巴等降压药后突然停药,有些人的血压不但不降,反而会反常地升高,甚至出现高血压危象。因此,停用或更换降压药时,必须在医生的指导下进行。

(3)脑循环障碍:老年高血压病患者,如果降压过急、过快,则可导致脑血流量明显减少,出现头晕、嗜睡、恶心、昏厥等症状;应用硝普钠时,由于该药扩血管作用甚强,可偶尔引起脑水肿或迅速降压,应十分谨慎,严密观察,不宜在家中自行应用。

(4)诱发心绞痛:较长时间应用普萘洛尔等 β 受体阻滞剂后,可使心肌收缩力减弱、冠状动脉灌注压降低、心肌耗氧量减少,若突然停药,则可诱发心绞痛;长期应用胍乙啶,也可引起心肌供氧减少及心肌缺血,甚至诱发心绞痛,患者必须在医生的指导下减少此药。

(5)中枢神经系统不良反应:长期应用可乐定、甲基多巴、利血平等降压药,一些患者可出现嗜睡、乏力、倦怠、疲惫、注意力不集中、记忆力下降、反应迟钝等表现;长期应用普萘洛尔等 β 受体阻滞剂,一些患者可出现失眠、多梦、梦游等;可乐定也可引起失眠和多梦,而利血平可导致白天睡眠时间增加和易做噩梦。

(6)肝脏及呼吸系统的不良反应:长期应用甲基多巴可引起肝损害,其发生率为 1% ~ 1.63% ,以女性多见;应用普萘洛尔等 β 受体阻滞剂时,在某些患者身上可诱发哮喘,因此,支气管哮喘患者慎用此药。

54　为什么高血压病患者应慎服避孕药

避孕药种类繁多,药理作用复杂,但并非人人适用。患有高血压病、冠心病、脑血管病或静脉血栓病等心血管系统病的育龄妇女,不宜服用避孕药。不论年龄大小,高血压病妇女在口服雌激素、孕激素的复方制剂避孕药 1 年后,多数人的收缩压可上升 5 mmHg,生化检查可见血浆中的肾素活性、醛固酮浓度和血管紧张素 II 浓度均有升高。导致血压高的原因与避孕药中所含的炔诺酮有关。因此,40 岁以上的妇女,或者患高血压病、高胆固醇血症、冠心病、心肌梗死等病症的妇女,不宜服用避孕药。

55 高血压病患者服药前应注意哪些禁忌

高血压病是中老年人常患的疾病,为合理使用降压药,患者服药前应注意以下几点。

(1)忌擅自乱用药物:降压药有许多种,它们的作用不完全一样。有些降压药对这一类型高血压病有效,有些降压药对另一类型高血压病有效。当服药类型不合适时,降压作用就不能充分发挥,有时会被误以为"降压药不灵"。高血压病患者的药物治疗应在医生的指导下进行,应按病情轻重和个体差异分级治疗。

(2)忌降压操之过急:有些人一旦发现罹患高血压病,便恨不得立刻把血压降下来,随意加大药物剂量,很容易发生意外。短期内降压幅度最好不超过原血压的 20%,血压降得太快或过低都会发生头晕、乏力,重的还可导致缺血性脑中风和心肌梗死等。

(3)忌单一用药:除轻型或刚发病的高血压病外,尽量不要单一用药,要联合用药,复方治疗。联合用药的优点是可产生协同作用,减少每种药物的剂量,抵消副反应。

(4)忌不测血压服药:有些患者平时不测血压,仅凭自我感觉服药。感觉无不适时少服一些,头晕不适就加大剂量。其实,自觉症状与病情轻重并不一定一致,血压过低也会出现头晕不适,继续服药很危险。正确的做法是,定时测量血压,及时调整剂量,维持并巩固疗效。

(5)忌间断服降压药:有的患者用降压药时服时停,血压一高吃几片,血压一降,马上停药。这种间断服药,不仅不能使血压稳定,还可使病情恶化。

(6)忌无症状不服药:有些高血压病患者平时无症状,测量血压时才发现血压高。用药后头昏、头痛,索性停药。久不服药,可使病情加重,血压再升高,可导致心脑血管疾病发生。事实表明,无症状高血压病危害不轻,一经发现,应在医生的指导下坚持用药,使血压稳定在正常水平。

(7)忌临睡前服降压药:临床发现,睡前服降压药易诱发脑血栓、心绞痛、心肌梗死等。正确的方法是睡前 2 小时服药。

56 降压药可能出现的四个综合征是什么

(1)首剂综合征:即患者第一次使用降压药时,由于机体一时不适应,可能会产生心慌、晕厥等不良反应,甚至感到服药后症状加重。老年高血压病患者,由于对压力反射不敏感,脑血管的自动调节功能障碍,更易出现首剂综合征。因此,高血压病患者(尤其是老年高血压病患者)开始服用降压药物时剂量宜小。容易引起首剂综合征的药物是哌唑嗪。

(2)停药综合征:有些人服用降压药后,看到自己的血压已经恢复正常,便擅自停药。结果没有多长时间,血压又出现回升,且伴有出汗、头痛、失眠、易激动等症状,这种情况称为停药综合征。大多数降压药都会引发停药综合征,但主要药物有甲基多巴、普萘洛尔、胍乙啶等。停药综合征不仅能使病情恶化,而且还会导致高血压危象。因此,服用降压药期间最好不要突然停药,即使需要停用也要逐渐减量、慢慢停药。

(3)低血压综合征:患者服用降压药后突然血压骤降、脉搏加快、头晕目眩,出现短暂的意识障碍或意识丧失,此为低血压综合征。这种现象是由血管收缩机制障碍,使脑部供血不足而产生的一过性脑缺血和缺氧所致。因此,初次服用降压药应从小剂量或作用缓慢而持久的(如控释片、缓释片及长效剂)降压药开始,且中途不得擅自增加剂量。

(4)夜间综合征:人体的生物钟告诉我们,人的血压在一日之中呈"二高一低"状态,即上午4—10 时、下午4—10 时开始升高,并呈最高点,在此期间血压较其他时段明显升高,入睡后的血压较白天平均下降 20% 左右。睡前服用降压药物,因自然下降因素加上药效作用,会导致血压较大幅度地下降,再加之夜间血流量减少,血流缓慢,极易导致心脏、大脑等供血不足,也极易使血液中的血小板、纤维蛋白等凝血物质附着在血管内膜上并凝聚成栓子,从而产生缺血性脑中风,导致偏瘫、失语等症状。因此,高血压病患者切忌在夜间临睡前服用降压药物,以防止夜间发生意外。

第七章 中医防治高血压病

1 中医认为高血压病的发病机制是什么

（1）肝阳上亢：多见于高血压病早期。多因长期精神紧张或忧思郁怒使肝气郁滞、郁久化火而引起肝阳上亢；或因劳伤过度、年老体衰而引起阴血亏虚、阴不济阳，肝阳失去制约而阳亢于上，出现头晕、头痛、心烦及面红等症状。

（2）肝肾阴虚：肝、肾同居下焦，肝、肾同源，肝属木，肾属水，两者为子母关系。两脏有病，常相互影响，子病可以及母，母病可以及子。若肝阳上亢，不但耗伤肝阴，亦可损及肾水；而肾阴不足或纵欲伤精，则水不涵木，枯涸肝肾，可致肝阳上亢或虚风内动，上扰清窍。

（3）痰湿中阻：脾主运化水谷，若嗜酒肥甘，饥饱无常，或思虑劳倦，伤及脾胃，则可使脾失健运，聚湿成痰。痰浊阻滞中焦，清阳不能上升，浊阴不能下降，蒙蔽清窍则眩晕；痰浊郁而化热，痰火上扰清窍，亦可致眩晕发作。

（4）心肾不交：心属火，肾属水，心火下交于肾，使心火不致独亢，以保持"水火相济"的协调关系。若肾阴不足，不能上济于心，或五志过极，心火内盛，不能下交于肾，而呈心肾不交的病理状态，则会出现心悸、失眠、多梦及健忘等症状。

（5）**冲任失调**：多见于妇女高血压病患者，多在妇女七七天癸将竭之际，肾气渐虚，血海渐枯，冲任失调而致绝经期高血压。

（6）**瘀血阻络**：在高血压病的发病和发展过程中，瘀血起着十分重要的作用，许多环节与瘀血有关。郁怒伤肝，肝气郁结，气滞血瘀；痰浊内停，滞气碍血，日久成瘀；肾阴不足，阴虚内热，煎熬津血，血凝成瘀。血脉瘀阻，脑失所养，即可出现眩晕、头痛甚或中风等症。

（7）**阴阳两虚**：为气阴两虚的进一步发展，多由阴虚日久，影响阳气的充足，致使阳气亏虚而出现阴阳两虚的症状，多见于高血压病后期，临床上往往既有阳虚症状，又有阴虚表现，病情比较复杂难治。

② 中医对高血压病如何辨证分型

中医认为高血压病主要有以下几种类型。

（1）**肝火上炎型**：头晕脑胀，耳鸣如潮，面红目赤，口苦咽干，烦躁易怒，溲黄便秘，舌红苔黄，脉弦数。

（2）**阴虚阳亢型**：头晕头痛，耳鸣耳聋，烦躁易怒，失眠健忘，腰膝酸软，口燥咽干，两目干涩，视物模糊，肢麻，或见手足心热，面红盗汗，舌红少苔，脉细数或弦细。

（3）**痰浊内蕴型**：头痛昏蒙，或眩晕而见头重如裹，胸脘满闷，呕恶痰涎，身重困倦，肢体麻木，苔白腻，脉弦滑或濡滑；或兼心下逆满，心悸怔忡；或兼头目胀痛，心烦而悸，口苦尿赤，舌苔黄腻，脉弦滑而数；或兼头痛耳鸣，面红易怒，胁痛，脉弦滑。

（4）**瘀血内阻型**：头痛如刺，痛有定处，胸闷或痛，心悸怔忡，两胁刺痛，四肢疼痛或麻木，夜间尤甚，舌质紫或有瘀斑，脉细涩或细结。

（5）**气阴两虚型**：头晕耳鸣，咽干口燥，腰膝酸软，失眠健忘，五心烦热，神疲乏力，气短懒言，动则心悸汗出，大便溏薄，下肢水肿，舌质淡胖及边有齿痕,脉细无力。

(6)心肾不交型:心烦不寐,心悸不安,夜寐多梦,头晕耳鸣,腰膝酸软,舌红少苔,脉细数。

(7)冲任失调型:头面烘热汗出,头晕头痛,烦躁不宁,咽干口燥,腰膝酸软,两足发凉,或有水肿,月经紊乱,经量涩少,或已绝经,舌质淡红,脉弦细或细数。

(8)阴阳两虚型:头晕眼花,精神萎靡,失眠健忘,腰膝酸软,面色少华,间有烘热,神疲乏力,四肢不温,形寒怕冷,阳痿遗精,大便溏薄,夜尿频数,舌质淡,脉沉细无力。

(9)肝风内动型:分为实风、虚风两型。实风:眩晕欲仆,头痛欲裂,脑响耳鸣,颈项僵硬,牙关紧闭,四肢抽搐,烦躁不安,甚则昏迷,舌红苔黄,脉弦数。虚风:头痛眩晕,头摇肢颤,唇、舌、肢体麻木,筋惕肉瞤,两目干涩,视物模糊,舌红少苔,脉弦细数。

3 如何正确地选用中成药治疗高血压病

中成药对高血压病的治疗有很好的效果,但必须按照临床辨证分型合理选用。下列为部分临床辨证分型的中成药治疗选择。

(1)肝火上炎型:治宜清热泻火,平肝泻阳。可选用下列中成药:①龙胆泻肝丸,每日2次,每次9克,温开水送服;②脑立清,每日2次,每次10粒,温开水送服;③牛黄降压丸,每日2次,每次6克,温开水送服。

(2)阴虚阳亢型:治宜育阴潜阳。可选用下列中成药:①降压平片,每日3次,每次4片,温开水送服;②复方罗布麻片,每日3次,每次2片,温开水送服;③高血压速降丸,每日2次,每次10~20粒,温开水送服;④知柏地黄丸,每日2次,每次1丸,温开水送服。

(3)痰浊内蕴型:治宜祛痰化浊。可选用下列中成药:①半夏天麻丸,每日2次,每次6克,温开水送服;②白金降脂丸,每日2次,每次40粒,温开水送服;③胆酸降压片,每日 3 次,每次 2 ~ 4 片,温开水送服。

(4)瘀血内阻型:治宜祛瘀通脉,行血降压。可选用下列中成药:①血府逐瘀丸,每日 2 次,每次 1 丸,温开水送服;②愈风宁心片;每日 2 次,每次 5 片,温开水送服;③复方丹参片,每日 3 次,每次 4 片,温开水送服。

(5)阴阳两虚型:治宜调补阴阳。可选用下列中成药:①金匮肾气丸,每日 2 次,每次 1 丸,温开水送服;②壮腰健肾丸,每日 2 次,每次 1 丸,温开水送服。

 4 高血压病患者服中药应注意哪些问题

一般来说,服中药应注意下列几方面的问题。

(1)**服药时间**:一般情况下,中药宜在饭前 1 小时服用,但对于发散攻邪及对胃肠道有刺激的药物来说,宜在饭后服(在饭后约 30 分钟服),以利于药效的迅速发挥,同时能缓解药物对胃肠道的刺激;对于滋补营养、抗衰老的药物来说,宜在饭前空腹服,从而有利于药物更好地被吸收,充分发挥药效;安神药宜在睡前服;急性病,因病情变化迅速,病情较急,可不拘时服,也可每日数次服或频服;若为慢性病,则每日 2 或 3 次服;服丸、散、膏、丹时宜空腹。

(2)**服药方法**:一般是每日 1 剂,每剂分为 2 或 3 次服。若为急危重症,则可顿服。根据病情需要,有时可频煎频服,直到病情稳定为止。如抢救急危重症患者的独参汤,可频煎频服,直到病情稳定。

(3)**注意事项**:服汤剂时一般应采用温服;发散风寒药剂,在服药后还要避风寒,并盖被温覆取微汗,或同时服些薄粥,以助发汗之力。对服药易呕者,可取凉服法或少量频服法,也可先嚼服少量生姜(或用生姜片先擦舌)后再服。对药性较烈的有毒药物,头次可先服半煎,无不良反应后再服余下药液,切勿过量,避免引起不良反应。

治疗高血压病的常用内服方剂有哪些

（1）扶正降压汤：生黄芪、刺五加各 20 克，丹参、白芍、葛根、川牛膝各 15 克，天麻 10 克，钩藤（后下）、滁菊花各 12 克，泽泻、酸枣仁、黄芩各 10 克，生甘草 3 克。水煎 2 次，取药汁混合。每日 1 剂，分 3 次服，疗程 4 周。其具有调整阴阳、扶正降压的功效，适用于高血压病患者。

（2）镇肝熄风汤：白芍、玄参、天冬、龙骨、牡蛎、龟板各 15 克，代赭石 30 克，牛膝 20 克，胆南星 6 克。水煎，取汁 250 克。每日 1 剂，分 2～4 次服。其具有滋阴潜阳的功效，适用于高血压病患者。

（3）清热活血化瘀汤：制大黄 10 克，黄芩 10 克，黄连 6 克，生地黄 15 克，桃仁 10 克，红花 6 克，水蛭 10 克，牛膝 15 克。水煎，取药汁。每日 1 剂，分 2 次服。20 日为 1 疗程。其具有清热、活血化瘀的功效，适用于高血压性脑出血患者。

（4）二仙汤：仙茅、仙灵脾、巴戟天、知母、黄柏、当归各 10 克。水煎，取药汁。每日 1 剂，分 2 次服，20 日为 1 疗程。其具有温补肾阳、滋阴益精、濡养冲任的功效，适用于女性更年期高血压病患者。

（5）桂石降压汤：熟地 20 克，山茱萸 10 克，山药 12 克，肉桂 5 克，天麻 10 克，生石决明 15 克，钩藤 10 克，黄柏 5 克，杜仲 12 克，桑寄生 15 克，白术 10 克，茯苓 15 克，丹皮 10 克，鸡内金 10 克，丹参 10 克，炙甘草 3 克。水煎服，服药 4 周为 1 个疗程，一般连服 2 个疗程。每日 1 剂，分 2 次服。其具有滋补肝肾、调理脾胃的功效，适用于高血压病患者。

（6）参七楂蒲汤：丹参 30 克，三七 10 克，天麻 15 克，石菖蒲 10 克，生山楂 30 克，钩藤 10 克，水蛭 10 克。水煎 2 次，取药汁混合。每日 1 剂，分 2 次服。连续服药 30 日。其具有降压、降脂、降血黏度、扩张心脑血管、消除或缓解临床兼证的功效，适用于高血压病患者。

（7）平肝熄风汤：夏枯草 15 克，白蒺藜 10 克，黄芩 10 克，黄菊花 6 克，丹参 30 克,白芍 10 克,女贞子 15 克,车前子 20 克,山楂 12 克。水煎,取药汁。每日 1 剂,分 2 次服。连服 2 周,血压稳定后隔日 1 剂,连服 4 周。其具有育阴潜阳、降压降脂的功效,适用于肝肾阴虚型、肝阳上亢型高血压病患者。

(8)凉血化瘀降压饮:丹皮 30 克,钩藤 15 克,川芎 15 克,玄参 15 克,牛膝 15 克,白芍 15 克,龙骨 15 克,桑寄生 20 克。水煎,取药汁。每日 1 剂,分 2 次服。服药 4 周为 1 个疗程,一般连服 2 个疗程。其具有益肾平肝、凉血息风的功效,适用于高血压病患者。

(9)复方明目汤:密蒙花 10 克,菊花 10 克,夏枯草 15 克,川芎 10 克,石决明 20 克,天麻 12 克,钩藤 10 克,牛膝 12 克,益母草 12 克,桑寄生 12 克,黄芩 10 克,甘草 3 克。水煎,取药汁。每日 1 剂,分 2 次服。7 日为 1 个疗程。一般服药 1 或 2 个疗程,最长者 4 个疗程。其具有明目化瘀、平肝潜阳的功效,适用于高血压病合并眼底出血的患者。

(10)疏肝和血汤:柴胡 10 克,川芎 8 克,炒白芍 10 克,绿萼梅 5 克,延胡索 10 克,益母草 20 克,地龙 10 克。水煎,取药汁。每日 1 剂,分 2 次服。连服 1 个月。次月隔日 1 剂,第 3 个月隔 2 日 1 剂,3 个月为 1 个疗程。其具有疏肝解郁、调和气血的功效,适用于高血压病患者。

6 如何用单味中草药治疗高血压病

(1)地骨皮:取地骨皮 60 克,加水 3 碗,煎至 1 碗,煎好后加入少量白糖,或加猪肉煎煮,隔日 1 剂,5 剂为 1 个疗程,必要时加服第 2 或第 3 个疗程。

(2)青葙子:取青葙子 30 克,水煎 2 次,取汁混匀,分 3 次服,1 周为 1 个疗程,其治疗高血压病近期疗效良好。

(3)牡丹皮:用牡丹皮 30 ~ 45 克,水煎至 120 ~ 150 毫升,每日 3 次分服。

(4)樱桃叶:取鲜樱桃叶 100 克(或干樱桃叶 60 克),水煎成 300 毫升,早、晚各服 150 毫升,10 日为 1 个疗程。

(5)钩藤:用钩藤 30 克,加水 100 毫升,煎煮 10 分钟,分早、晚口服,每日

1 剂,30 天为 1 个疗程,其有明显的降血压作用。在煎煮时应以 10 分钟为宜,若超过 10 分钟,则降压效果明显减弱。

(6)花生米:取花生米(不去红皮)适量,浸泡在食醋中 1 周以上(时间越长越好),每晚临睡前取 3 或 4 粒,嚼碎吞服,连服 7 日为 1 个疗程。

(7)芹菜籽:取芹菜籽 30 克,加水 250 毫升,煎成 140 毫升,每日 1 剂,分 2 次服,30 日为 1 个疗程。

(8)罗布麻叶:每日取罗布麻叶 3~6 克,用开水冲泡后当茶饮,或早、晚煎服。

(9)草决明:取草决明 20 克,上午、下午 2 次用开水冲泡,当茶饮,其有明显的降血压作用,且无任何不良反应。

7 中药外治高血压病的方药有哪些

(1)桑叶茺蔚子洗方:桑枝 15 克,桑叶 15 克,茺蔚子 15 克。以上 3 味加水 1000 克,煎至 600 克,去渣取汁,待温备用。在水温 40~50 ℃时泡洗足部 30 分钟,每日 1 次,洗毕睡觉。为保持水温,洗浴过程中可添加热水。其具有疏风清肝、化瘀止痛的功效,适用于高血压病等原因引起头痛的患者。

(2)吴萸山药散:吴茱萸 15 克,山药 20 克。以上 2 味共研细末,备用。取药末 5~10 克敷于脐中,外用胶布固定,3 日换药 1 次,连用 1 个月为 1 个疗程。其具有降逆下气的功效,适用于阴虚阳亢所致的头晕、头痛、血压升高者。

(3)吴萸川芎散:吴茱萸 50 克,川芎 50 克。以上 2 味共研细末,备用。取药末 5~10 克敷于脐中,外用胶布固定,3 日换药 1 次,连用 1 个月为 1 个疗程。其具有疏肝、降逆、止痛的功效,适用于高血压病所致头痛的患者。

(4)珍珠母槐花散:珍珠母、槐花、吴茱萸各等份,米醋适量。将以上前 3 味共研细末,过筛收贮;用时取药末适量,加米醋调成膏状,敷于脐部和双侧涌泉穴,用消毒纱布覆盖,并用胶布固定,每日换药 1 次,连用 10 日为 1 个疗程。其具有镇心定惊的功效,适用于原发性高血压(肝阳上亢型),症见眩晕、易怒、面红、脉弦者。

(5)桂芎膏:桂枝 3 克,川芎 2 克,罗布麻叶 6 克,龙胆草 6 克。以上 4 味共研细末,然后用酒调成膏状,备用。将适量药膏敷于脐部,固定,每日换药 1 次,连用 10 日为 1 个疗程。其具有降压的功效,适用于高血压病患者。

⬡8 针灸治疗高血压病有效吗

针灸治疗高血压病,国内资料已经很多,近期疗效也比较理想。临床观察表明,针灸对正常血压影响较小,但能使低血压患者血压升高、高血压患者血压下降,这种作用在医学上称为双向调节作用。至于发生脑卒中后,用针灸治疗偏瘫、失语等症,则尤为普遍,一般均有一定的疗效。

针感的强弱及有无直接关系到疗效的好坏。一般选择具有宁心安神、调理肝脾、补肾作用的穴位,以适应各种证候类型的高血压病。常用主穴:内关、肾俞、阳陵泉、三阴交。常用辅穴:行间、阳辅、太冲、太溪、曲池、合谷、足三里、气海、命门等。针刺时一般每日 1 次或隔日 1 次,每次选择数个穴位,留针 20～30 分钟,10～14 日为 1 个疗程。

耳针是用针刺激耳部有关穴位来治疗疾病的一种方法。据报道,耳针治疗高血压病的近期疗效为 80%～85%,且具有降压迅速、改善症状显著、操作简便、无副作用的优点。耳针治疗高血压病常用的穴位有肾、神门、枕内耳、皮质下、降压点等。每次取 2 或 3 穴,给予中等强度刺激,留针 20～30 分钟,间歇捻针,每日 1 次,5～7 日为 1 个疗程。

灸法是用艾绒为主要材料制成的艾条或艾炷,点燃后在体表一定穴位上熏灼。对于高血压病的灸疗一般采用无瘢痕灸为宜。实施灸法时,也要根据高血压病的中医辨证分型,选穴施灸。对肝阳上亢型,取穴为肝俞、曲池、太冲;对阴虚阳亢型,取穴为太溪、三阴交、足三里、太冲;对痰湿中阻型,取穴为阴陵泉、丰隆、足三里等。一般每日灸 1 次,每次 15 分钟,1 周为 1 个疗程。

 高血压保健药枕可以降压催眠吗

高血压保健药枕是很多医疗单位在历代养生家所制药枕优点的基础上,针对高血压病的病因病机特点,根据中医的辨证施治理论,筛选了一些常用中药,如野菊花、淡竹叶、青木香、夏枯草、决明子、蔓荆子、半夏、桑叶、薄荷、生石膏、白芍、川芎、磁石、晚蚕沙等,制作而成。这些药物具有辛凉、芳香清透的性能,有平肝潜阳、宁心安神、清脑明目的功效。具体做法是根据不同人的临床辨证,选用上述部分药物,或以此为基础加减,配以适当分量,把药物粉碎之后,装入枕内作枕芯,做成之后,软硬适度,清香宜人。此种药枕的降压作用,一是通过鼻腔闻到中药特有的芳香气味,达到"闻香病除"的功效;二是中药有效成分通过头颈部的皮肤进入体内,起到疏畅气血、调整阴阳的功效。每天睡觉时,头颈部的温度可使枕内药物的有效成分缓慢地散发出来。药物的有效成分多以微粒子的形式,通过穴位、皮肤毛孔进入人体经脉,从而调节人体功能,起到降压、稳压的效果。临床观察证实,经过 3 ~ 6 个月的使用,其降压有效率可达 80% 以上。这种药枕对高血压病引起的头痛、头晕、耳鸣、失眠、胸闷、健忘等症有明显的改善作用,对中风后遗症、神经衰弱、偏头痛、鼻炎等也有良好的效果。

10 高血压病患者如何进行按摩治疗

高血压病患者除平时药物治疗、情绪调节外,同时采用按摩疗法,可以取得良好的降压效果。按摩治疗高血压病的常用方法有以下几种。

(1)抹前额:取坐位,双手食指弯曲,用食指的侧面,从印堂穴两侧,由里向外沿眉抹到太阳穴,每次 10 遍。

(2)手指梳头:取坐位,双手 10 指稍分开似梳子,从前额发际开始向后梳至枕后发际处,整个头部都要梳遍,每次每处梳 10 遍。

(3)搓手心:站、坐、走动时均可。双手掌心互搓,至手掌心发热。

(4)按摩上肢:站、坐均可。用左手按摩右上肢,右手按摩左上肢,每次做10 遍。

(5)揉胸腹:用双手掌心,从胸上部至心窝处,上下来回按摩,每次 10 遍;然后揉腹,围绕脐周,右手顺时针方向揉 20 次,左手逆时针方向揉 20 次。

(6)搓腰:两掌手指并拢,按腰背脊柱两侧,从上往下搓至尾骨处,每次 10～20 遍。

(7)按摩下肢:取坐位或卧位。双手放在大腿根内、外侧,由上往下按摩至足踝处,左、右两腿各做 10～20 遍。

(8)搓足心:取坐位或卧位。用右手搓左脚心,用左手搓右脚心,每次各 20 遍,至足心发热为好。最好在用热水洗脚后进行。

(9)按压内关穴:此穴在掌后第 1 横纹直上 2 寸两筋中间处。用右手握住左手腕,以大拇指对准内关穴,稍用力,旋转式按压,以有酸胀感为宜,连续 1～2 分钟,然后以同样的方法按摩右手内关穴。

(10)按压足三里穴:此穴在膝下胫骨粗隆外下沿直下 1 寸的地方。先以右手掌贴在左小腿内侧,以中指对准足三里穴,用力按压,以有酸胀感为宜,连续 1～2 分钟。

本套按摩方法最好在早晨起床前和晚上睡前各进行 1 次。长期坚持,不但可以降压,使血压保持稳定,而且有健脑明目、舒筋通络、活血散瘀、强心顺气、健脾强腰、壮肾益气等功效。

11 如何刮痧治疗高血压病

刮痧疗法系起源于民间的中医外治法,它借助各种器具作用于人体体表的经络、穴位等特定部位,进行刮、提、推、擦,这些良性刺激通过经络的传导作用,激发机体内部器官,实现相互协调、阴阳平衡、通畅气血、疏通经络、增强脏腑功能、治疗疾病、促使病体康复等目的。各种刮痧方法可以增强血液循环，改善微循环状况，改变血管平滑肌紧张度，使血管扩张，并可调节神经功能，解除精神紧张。相关研究发现，刮痧疗法对循环中枢有一定的镇静作用。有学者认为，刮痧疗法所引起的局部瘀血，是一种自体溶血现象，这种良性刺激过程，可以通过向心性神经作用于大脑皮质，调节大脑的兴奋与抑制过程的平衡。以上研究成果提示了刮痧疗法促使血压下降和改善高血压病自觉症状的作用机制。

刮痧疗法分为补法、泻法、平法 3 种手法，依据操作力量的轻重、速度的缓急、刮治时间的长短、刮治的方向和局部皮肤的充血程度等方面进行区分。

凡操作力量较轻，操作速度较慢，刮治时间较短，作用较浅，局部皮肤充血较轻，对皮肤、肌肉有兴奋作用的手法，称为"补法"，它适用于高血压病肝肾阴虚型、阴阳两虚型等虚证患者。

凡操作力量较重，操作速度较快，刮治时间较长，作用较深，局部皮肤充血较重，对皮肤、肌肉等组织有抑制作用的手法，称为"泻法"，它适用于高血压病肝阳上亢型、肝风内动型、痰浊中阻型等实证患者。

介于补法与泻法两者之间的手法，称为"平法"，它适用于高血压病阴虚阳亢型等虚实夹杂证患者。

12　高血压病患者如何按摩足部反射区

足部反射区按摩疗法是中医中独特的治疗方法之一，是中医文化的宝贵遗产。它运用不同的手法，刺激双足反射区（人体各组织、器官在其双足底相对应的投影区域），产生神经反射作用，来调节机体内环境的平衡，发挥机体各组织、器官潜在的原动力，从而达到治疗和保健的目的。足部按摩能综合调节高级神经中枢的功能，有利于缓解大脑皮质的紧张程度，调节皮质下中枢（尤其是皮质下心血管中枢）兴奋抑制的平衡，调整内分泌功能，促进血液循环，使动脉血压稳定在正常水平。

（1）足部基本反射区：肾、输尿管及膀胱。

（2）关联反射区：垂体，腹腔神经丛，甲状腺，甲状旁腺，生殖腺，上、下身淋巴结，前列腺或子宫，内耳迷路。

（3）重点反射区：大脑、三叉神经、小脑、心、颈项、肾及肾上腺。

先用中等力度手法刺激基本反射区和关联反射区各10次，约20分钟，再用重手法刺激基本反射区和关联反射区各20次，约10分钟。由于高血压病患者大多有头痛和头颈部发硬感，按摩大脑和颈项等反射区，能消除此种症状。高血压病患者的失眠和多梦症状，可通过按摩额窦、内耳迷路、腹腔神经丛等反射区而获得缓解。同时，按摩脚后跟的生殖腺反射区偏上处的失眠点，以及按摩小趾根部内侧的失眠点各5分钟，有助于缓解失眠。

按摩肾上腺反射区对血压具有双向调节的作用。当血压高于正常值时，按摩肾上腺反射区，可抑制肾上腺髓质分泌肾上腺素和去甲肾上腺素，进而使血压有所下降。当血压低于正常值时，按摩肾上腺反射区，可促进肾上腺髓质分泌肾上腺素和去甲肾上腺素，进而使血压有所上升。按摩颈项反射区横纹中间的降压点及肾反射区，有迅速降压、利尿的作用。

足部反射区按摩完毕，应用热水洗脚20分钟，擦干，用按摩棒轻轻锤击颈项、甲状腺和甲状旁腺反射区所围成的区域20下，以巩固降压的疗效。按摩完后喝200～500克的温开水。每日做一次足部按摩，10日为1个疗程。

为了巩固足部按摩的疗效，患者除了严格按照规定每天进行足部按摩外，还应进行一定负荷的运动。

13 泡足降压方有哪些

泡足疗法是足疗诸法中的一种，它是通过水的温热作用、机械作用、化学作用及借助药物蒸汽和药液熏洗的治疗作用，起到疏通腠理、散风降温、透达筋骨、理气和血的作用，从而达到治疗疾病的目的。高血压病患者泡足时应注意足浴所用水量不宜过少，应能浸泡到双足踝部；要掌握好水温，不宜过热或过凉,应始终保持水温在 50 ~ 60 ℃,水温下降后可加入适量开水;洗足后用干毛巾擦干,注意避风防凉。泡足降压方很多,下列验方可供参考。

(1)豨莶草液:豨莶草 200 克,鬼针草 100 克。将豨莶草、鬼针草洗净,切碎,入锅,加水适量,煎煮 30 分钟,过滤取汁,供泡脚用。其具有降血压、利筋骨的功效,适用于高血压病患者。

(2)臭梧桐液:臭梧桐嫩枝与叶 250 克。将臭梧桐嫩枝与叶切碎,入锅,加水适量,煎煮 20 分钟,过滤取汁,供泡脚用。其具有降血压、祛风湿的功效,适用于高血压病患者。

(3)钩藤桑叶液:钩藤 20 克,桑叶 15 克,菊花 20 克,夏枯草 30 克。上药加水 4000 毫升,煎煮取液,先熏脚,后温洗双足,每日 1 次,1 剂可用 2 或 3 次,10 日为 1 疗程。其具有平肝潜阳、清热安神的功效,适用于高血压病患者。

(4)绿茶龙胆草液:粗老绿茶 15 克,龙胆草 5 克。将粗老绿茶、龙胆草同入锅中,加水适量,煎煮 20 分钟,过滤取汁,供泡脚用。其具有清热泻火、平肝降压的功效,适用于高血压病肝火亢盛型患者。

(5)夏枯草液:夏枯草 100 克,桑叶 100 克。将夏枯草、桑叶切碎,入锅,加水适量,煎煮 30 分钟,过滤取汁,供泡脚用。其具有平肝降压的功效,适用于高血压病肝火上炎型、肝阳上亢型患者。

14 敷足降压方有哪些

(1)二仁栀子散:桃仁 12 克,杏仁 12 克,栀子 3 克,胡椒、糯米适量,鸡蛋 1 个。将前 5 味共研细末,再用适量的鸡蛋清调成糊状,睡前敷于双侧足心涌泉穴,涂药 5 分钟后再涂 1 次,然后用消毒纱布包扎,早晨除去,每日用药 1 次,连用 6 次为 1 个疗程。二仁栀子散具有活血通络的功效,适用于高血压病患者。

(2)天南星附子醋方:天南星 3 克,附子 3 克,醋适量。将前 2 味研为细末,再与醋调匀成糊状,备用。将其敷于脚心涌泉穴。天南星附子醋方具有散寒燥湿、祛风止痉、消肿散结的功效,适用于高血压病患者。

(3)蓖麻仁附子散:蓖麻仁50克,附子20克,吴茱萸20克,生姜150克,冰片10克。将前3味共研细末,将生姜捣烂如泥,加入药末和冰片,调成膏状,备用。睡前敷于双侧足心涌泉穴,涂药5分钟后再涂1次,然后用消毒纱布包扎,早晨除去,每日用药1次,连用7次为1个疗程。蓖麻仁附子散具有温中止痛、祛风活血的功效,适用于高血压病患者。

(4)肉桂吴茱磁石散:肉桂、吴茱萸、磁石各等份,蜂蜜适量。将前3味共研细末,加入蜂蜜调成膏状,备用。睡前敷于双侧足心涌泉穴,阳亢者配太冲穴,阴阳不足者配足三里,每次贴两穴,轮流使用,每晚临睡前换药1次,艾灸20分钟。肉桂吴茱磁石散具有温肾回阳、镇静安神、潜阳纳气的功效,适用于高血压病患者。

(5)吴茱萸敷醋方:吴茱萸30克,米醋适量。将吴茱萸研为细末,再用醋调成糊状,备用。每晚敷在两足心涌泉穴,保持12小时,次日早晨洗去,每日换药1次,连用4或5日。吴茱萸敷醋方具有温中散寒、燥湿疏肝、解毒散瘀、止呕平喘的功效,适用于高血压病患者。